JN230795

ウォーキングの科学

10歳若返る、本当に効果的な歩き方

能勢 博　著

ブルーバックス

カバー装幀／芦澤泰偉・児崎雅淑
カバーイラスト／大塚砂織
章扉イラスト／宮崎典子
本文図版／さくら工芸社
本文・目次デザイン／齋藤ひさの（STUDIO BEAT）

はじめに

「ウォーキングは健康によい」ということは誰でも知っているが、「どれくらいの速度で」、「どれくらいの頻度で」、「どれくらいの時間行えば」、「どんな効果が得られるのか」、という疑問について明快に答えられる方は少ない。なぜだろうか。

本書は、その素朴な疑問に答えたものだ。

その答えの根拠になるのが、私たちが提唱する「インターバル速歩」によって蓄積された豊富な科学的エビデンス（証拠）である。

「インターバル速歩」とは、本人がややきついと感じる早歩きと、ゆっくり歩きを3分間ずつ交互に繰り返すというウォーキング方法である。それを1日5セット、週4日以上繰り返すと、5ヵ月間で体力が最大20％向上（10歳以上若返った体力が得られる）、生活習慣病の症状が20％改善し、うつや関節痛の症状も50％以上改善し、その結果、医療費も20％削減できるということが明らかになっている。

読者は、なぜこのような簡単な方法でそのような顕著な効果があるのか、また、なぜこのことがこれまで広く知られていなかったのか、と不思議に思われるかもしれないが、それは一言で言えば、私たちの研究以前までその科学的エビデンスが乏しかったからである。

体力は加齢によって低下し、その体力の低下が根本原因となって、生活習慣病をはじめとする各種疾患が起こってくることが最近わかってきた。したがって、それらの予防には、体力向上が最も有効な手段となる。

そのために推奨されていることは、普段から、ジムなどの体育施設に行ってトレッドミル（ランニングマシン）や自転車エルゴメータなどのマシンを用いて体力測定を行い、測定結果に基づいて、その施設にあるマシンを使って負荷強度を確認しながら運動トレーニングを行うことである。しかし、これが実施できるのは、経済的、時間的に余裕がある方々に限られていた。

一方、ウォーキングを行う場合も同じ理論が適用される。しかし、個人の最大体力をどのようにして決めるのか。ウォーキング中の運動強度が個人の最大体力の一定レベル以上に達しているのをどのように知るのか。また、たとえ、それらを測定できたとして、どのように大勢の人に効果のあるそのウォーキング方法を普及するのか。これらが課題であった。

それに対し、私たちはオリジナル携帯型カロリー計とＩｏＴを用いた遠隔型個別運動処方システムを開発し、10年余りで7000名以上の中高年者を対象に、5ヵ月間の「インターバル速歩」の効果を検証し、その科学的エビデンスの蓄積に成功した。本書では、それらの結果を軸に私たちの研究を詳しく紹介している。

第1章では、その科学的エビデンスを詳しく解説した。それらを理解してから始める方が、ウォーキングに対するモチベーションを高める上で有効だと思うが、急ぐ読者は実践編の第2章、応用編の第3章から読んでいただいてもかまわない。

この本を読んでインターバル速歩を始めれば、これまでのウォーキングと違うことを実感するだろう。さらに、それが秘める無限の可能性にも気づくはずだ。

２０１９年10月

能勢 博

ウォーキングの科学 ◉ もくじ

第2章 効果的なウォーキング「インターバル速歩」とは 65

第3章 「インターバル速歩」をより効果的にする科学

第1章

体力とはなにか

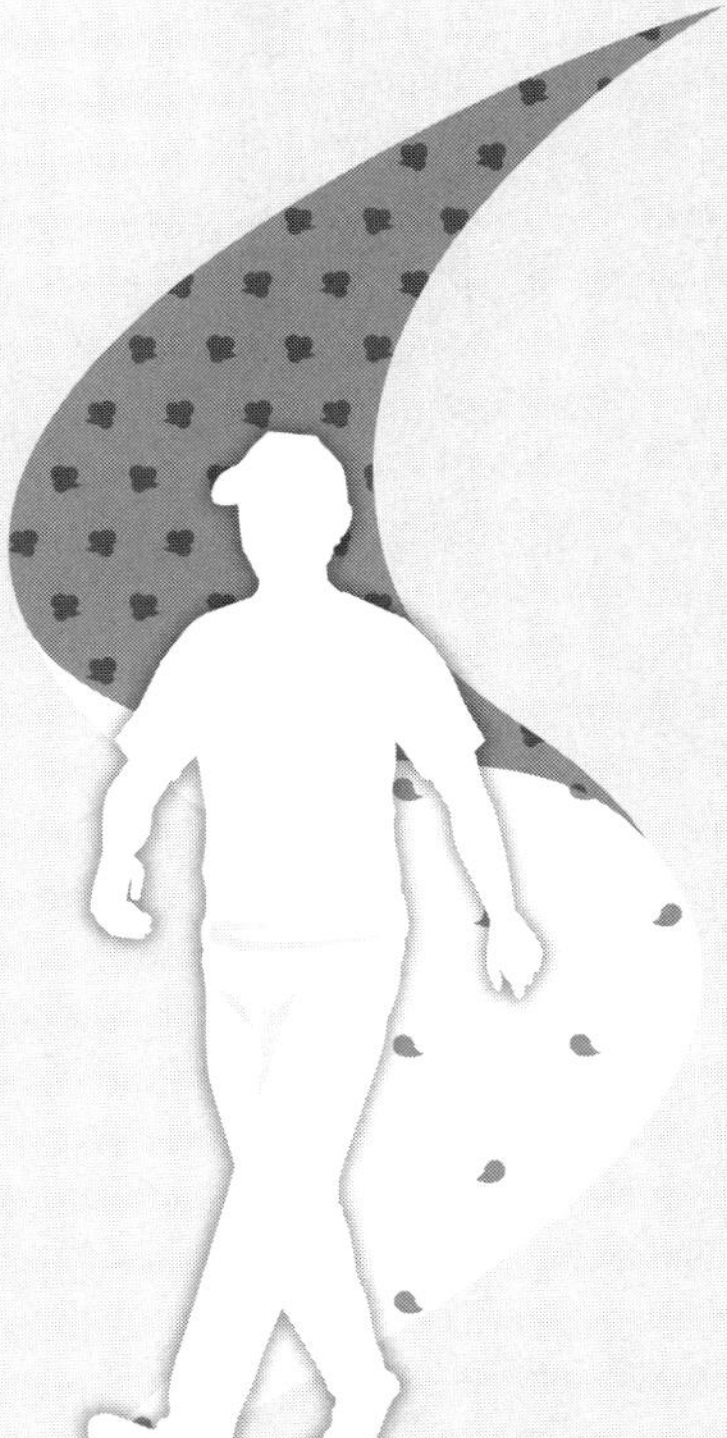

1-1 実感、体力向上効果

私ごとで恐縮だが、２０１８年の3月、信州大学を定年退職した。65歳になって初めて「象牙の塔」から外の世界に出るのだから、これからの人生に、不安と希望が入り混じった複雑な気持ちである。

それを察してか、教室スタッフが「壮行会」を兼ねて富士登山を企画してくれた。前年に引き続き二回目である。運動生理学演習を希望した体育会系の学部学生5名にも参加してもらった。富士山は、登山道が単調で、標高と生理反応の関係を解析しやすく、７合目以降顕著な低酸素症状が体験できるので学生にとっても良い経験になるはずだ。結局、老若男女混成の総勢15名の大部隊になった。

計画は、前日、富士吉田ルートの２３００ｍ高度の5合目で一泊し、翌日、そこから１４００ｍ上の頂上を目指すことになった。早朝４時30分に登山開始、ヘッドランプで登山道を照らしながらの出発だ。一応、集団登山といえども、私が最も体力のないのがわかっているし、若い人たちに気をつかわれるのも嫌なので、各自のペースで自由に登ってもらうことにした。それでも、せっかく一緒に登るのだからということで、12時までに頂上集合、記念撮影後、登りと同じく各自のペースで下山開始ということにした。

案の定、どんどん若い人たちに取り残されて、7合目付近で私一人になって、樹木のない殺風景だが見晴らしのよい、頭上のジグザグの登山道を見ても誰も見えなくなってしまった。前年も同じ経験をしていたので、さほど気にしていないが、12時に間に合わないのではないか、下山を開始した若い人たちに、すれ違いざまに「先生、もう少しです、頑張ってください」と言われるのではないか。それだけは避けようと、意地で力を振り絞った。

はたして、到着が11時30分、若い人たちのトップチームからはなんと3時間遅れで、その間、彼らは頂上の火口を一周する「お鉢巡り」も終えて、昼食も終えて、余裕の表情である。彼らに「先生、よく頑張りましたね」と褒められても、ちょっと複雑な心境である。ただ、私にとってひそかな自慢は、前年より30分、到着が早かったことだ。実は、富士登山計画が決まってから2ヵ月間、いつもより「インターバル速歩」の頻度を増やして登山の準備をしてきて、その効果が実感できたのだ。インターバル速歩——聞き慣れない言葉かもしれないが、これがまさに本書のテーマである。

登山のスピードは、個人の持久力の指標である最高酸素消費量に依存する。今回の登山に参加した人たちについても、最高酸素消費量と登頂にかかる時間との間にきれいな逆相関があるのだ。ということは、登山前のいつもよりちょっと頑張ったインターバル速歩によって、前年7時間30分（450分）かかっていた登山時間が、その年は7時間（420分）に短縮できたのだから、私の体力が7％向上したことになり、体力年齢にして7歳程度若返ったことに相当する。これは後出の図1-4からわかる。

体力とはなにか、それを向上させる「インターバル速歩」とはどういうものなのか、これから解説しよう。

1-2 体力とはなにか？

体力といえば、病気にかからず健康を維持する能力、といったイメージを持つ方もおられると思うが、運動生理学で扱う体力とは「持久力」と「筋力」である。その理由は運動生理学の歴史にある。運動生理学は、たとえば、鉱山など過酷な環境で作業効率を向上させる方策の開発、オリンピックなどのスポーツ競技でよい成績をおさめるためのトレーニング方法の開発など、さまざまな現場の要求に応えるために発達してきた。そのためには、持久力と筋力を別々に考える必要があったのだ。ウォーキングにおける「持久力」とは、どれほど速く長時間歩けるか、「筋力」とは、途中で階段、急な坂道が出てきても楽にクリアできるか、に影響する。ここでは、持久力、筋力、それぞれを決定する因子についてエネルギー源を含めて解説する。

持久力

持久力の評価は、自動車でたとえればエンジンの大きさだ。エンジンはガソリンを燃やして車を動かすので、そのシリンダー体積でその能力を評価する。3000ccのスポーツカー、600ccの軽自動車といった具合だ。ヒトの場合は、車のようにはいかないので、運動時に筋肉で単位時間あたり最大どの程度の酸素を消費できるかで、その能力を評価する。たとえば、持久性競技のトップアスリートなら体重1kgあたり70mℓ／分以上、中高年者で運動習慣のある方で35mℓ／分程度、高齢の要介護者では10mℓ／分以下と、幅広い。

運動時に消費する酸素は、筋肉細胞内のミトコンドリアという小器官で筋肉細胞内のブドウ糖・脂肪酸を燃やし、アデノシン三リン酸（ＡＴＰ）と呼ばれる化学物質を生成する。この化学物質が、筋収縮のための直接のエネルギーとして用いられる。したがって、持久力が高い人とは、ミトコンドリアで単位時間あたりに多くの酸素を消費できる人だ。

さらに、ミトコンドリアで多くのブドウ糖・脂肪酸を燃やすためには、筋肉へのすばやい酸素供給を必要とする。したがって、持久力の高い人とは、大気中の酸素を体内に取り込む肺などの呼吸器系の能力と、その酸素を筋肉に運搬する能力も併せ持つ。すなわち、このような人は、血液、心臓、血管などの循環器系が発達しており、血液中の酸素を筋組織に取り込む毛細血管の表面積が大きい。

それらの一連の能力を一つの指標で表すのが「最高（大）酸素消費（摂取）量」で、この測定の再現性は非常によく、同一人物を同じ条件で測定すれば、体重１kgあたり０・２mℓ／分以上ずれることはほとんどない。このメカニズムを研究することが運動生理学の永遠の研究テーマになっている。

筋力

筋力は、ウォーキング中のいわば、とっさの場合に危険物を避けるといった瞬発力を発揮するための筋収縮力と、筋肉に必要な酸素とエネルギー源が心肺機能で供給されさえすれば、一定速度で長時間歩くことができるという狭義の筋持久力にわけることができる。

①筋収縮力

骨格筋の最大筋収縮力は、その横断面積に比例し、１cm^2あたり、２・５〜３・５kgの筋力を発揮する。たとえば、重量挙げのトップアスリートでは大腿四頭筋の横断面積は１５０cm^2程度であるがそこから期待できる最大筋力は５２５kgであると推定できる。

しかし、重量挙げに用いる筋肉とウォーキングなど持久性運動に用いる筋肉ではそれを構成する筋線維の種類が異なる。前者は速筋、後者は遅筋と呼ぶ。速筋を構成する筋線維は太く、収縮速度が速いが、疲労しやすい。逆に、遅筋を構成する筋線維は細く、収縮速度が遅く疲労しにくい。

詳細は後で述べるが、速筋は酸素を使わない代謝系（嫌気的代謝系：この系による運動を無酸素運動と呼ぶ）が主で、赤いミトコンドリアを少ししか含まないので白い。一方、遅い筋は酸素を使う代謝系（好気的代謝系：この系による運動を有酸素運動と呼ぶ）が主で、ミトコンドリアを多く含むので赤い。

そのため、動作のすばやいニワトリの筋肉は白く、動作のゆっくりした牛の筋肉は赤い。あるいは、近海に生息するヒラメの肉は白く、回遊魚のマグロの肉は赤い。ヒトの場合はどちらともいえず混合タイプだ。

ウォーキングの場合、さほど速い筋収縮速度は要求されず、また、実施時間も長く、数十分かけて行うことが多いので、遅筋が重要となる。

②筋持久力
筋持久力とは、一定の強度の運動を持続できる能力のことである。筋肉のミトコンドリアに十分な酸素供給があって、エネルギー源（燃料）の供給があれば、筋肉は無制限に動き続ける、というのが運動生理学の一般的な考え方である。

ただ、そのエネルギー源は最高酸素消費量の50％以下の相対運動強度では、糖質と脂質との比が4：6であるが、それ以上では、運動強度に比例してエネルギー源としての糖質の占める割合が徐々に上昇し、60％では6：4、最大運動強度ではほぼ全部が糖質となる。

マラソンの競技者は、最高酸素消費量の70％以上の運動強度で全行程を走るので、エネルギ

$$C_6H_{12}O_6 + 6O_2 \rightarrow 6CO_2 + 6H_2O$$

グリコーゲンを構成する基本単位であるグルコースの式から、

$$514.5\ (L) \div 22.4\ (L/mol) = 約\ 23.0\ (mol)$$

↑ 酸素1molの体積（標準状態）

グルコース1分子につき、6分子の酸素が消費されるから、
1分子の酸素につき23.0（mol）÷6で約3.83（mol）のグルコースが消費されるので、

$$180\ (g/mol) \times 3.83\ (mol) = 約\ 689\ (g)$$

図1-1　マラソンにおける酸素消費量の計算

ー源のほとんどは、体内に糖質として蓄えられているグリコーゲンである。トップアスリートのグリコーゲンの体内貯蔵量は、おおよそ肝臓に１００ｇ、筋肉に５００ｇで、合計６００ｇある。そして、それを使い尽くしたら、ガス欠とスタミナ切れで運動の継続が困難になる。たとえば、体重70kgで最高酸素消費量70mℓ／kg／分のマラソン選手が、その70％の運動強度で２時間半（１５０分）４２・１９５kmを完走したとすると、レース中の酸素消費量が51万４５００mℓとなる。この際、レース中のエネルギー源をすべてグリコーゲンと仮定して図1-1のように計算すると、その全消費量は約６８９ｇとなる。すなわち、体内に蓄えられたグリコーゲンを精一杯利用して最大限走れる距離が４２・１９５kmだということだ。このように、マラソン競技の距離が外部から糖質を補給しないで完走でき

るほぼ最大距離になっているのは興味深い。

一方、トレーニングをしていない、一般中高年者の場合は、彼らの持久力や筋力から推定するかぎり、体内のグリコーゲンの貯蔵量がトップアスリートの半分程度なので、どんなに頑張ってもマラソン選手の半分の距離しか走行できない。

1-3 運動時のエネルギー源

運動を開始するとき、まず、筋収縮が起こる。そのときのエネルギーはどこから供給されるのだろうか。筋収縮のための直接的なエネルギーはＡＴＰから供給されるが、体内に貯蔵されているＡＴＰはごくわずかで、運動開始5～6秒後には枯渇してしまう量である。したがってそれ以上運動を続ける場合、随時ＡＴＰを生成して、供給していかなければならない。

図1-2で示すように最初に動員されるのが「クレアチンリン酸系」というハイブリッドカーの電池のような代謝系で、筋収縮時にＡＴＰが不足しないように、筋肉にすばやく供給す

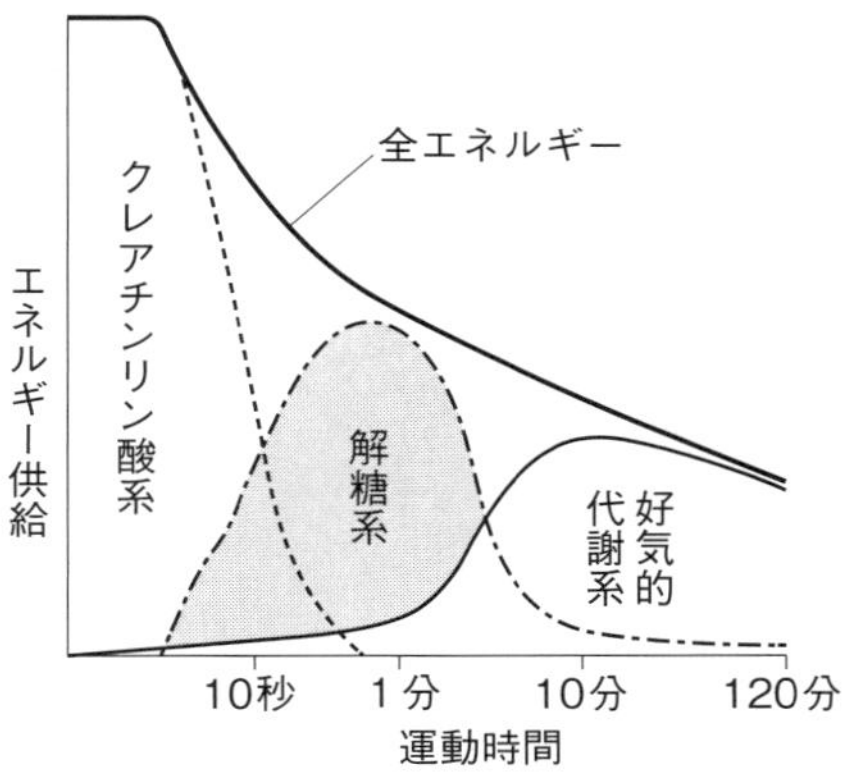

図1-2　運動時のエネルギー供給系

最初、クレアチンリン酸系、ついで解糖系により無酸素的にエネルギーが供給される。長時間の運動では好気的代謝系によりエネルギーが供給される。

る。しかし、筋肉内に貯蔵されているクレアチンリン酸の量もさほど多くなく、５～10秒後には筋肉内の全クレアチンリン酸が消費されてしまう。

ちなみに、この代謝系を使うのは、先に述べた重量上げのほか、１００ｍの短距離走、飛び込み、スキージャンプ、アメリカンフットボールのダッシュ、といった運動である。

クレアチンリン酸系で貯蔵していたＡＴＰを全部使い果たしたとき、それを即座に供給するための代謝系が「解糖系」（嫌気的代謝系）である。この系では、筋肉内に貯蔵されているグリコーゲンの構成成分であるブドウ糖が酸素の消費なしに乳酸まで代謝される。

解糖系の特徴は、ＡＴＰの産生速度が、次に述べる好気的代謝系（有酸素系）の2・5倍で、高速の筋収縮にエネルギーを供給できる点である。そのため、運動開始時や高い強度の運動のときなどにエネルギー供給源として働く。

しかし、ブドウ糖1分子（1モル）あたりのATPの産生効率は、好気的代謝系に比べ1／16と極めて低く、さらに産生された乳酸の水素イオン（H^+）は、筋細胞内では筋収縮を阻害し、筋肉痛を引き起こす。さらに、血中に排泄されたH^+は呼吸を亢進し、いわゆる息切れを引き起こす。したがって、最大筋力で運動した場合の解糖系によるエネルギー供給は30～40秒が限界である。

このように、乳酸のH^+は、いわゆる疲労物質として働くが、残りの乳酸イオンは、次に述べる有酸素運動によってエネルギー源として再度利用される。この詳細は【コラム1】を参考にしていただきたい。

ちなみに、この代謝系を使うスポーツは、陸上競技の200～400m走、野球のベースランニング、バスケットボール、アイスホッケーのダッシュ、テニス、100m競泳、サッカーなど、本人が「きつい」と感じる運動が10秒から数分間継続する運動である。

さて、運動開始後1分以上経つといよいよ好気的代謝系の出番となる。なぜ、このようにこの代謝系が動員されるのに時間がかかるのだろうか。それは、運動開始後、生体が活動筋へその酸素要求度に対応して呼吸・循環器系などを動員するのに時間がかかるからである。

通常のウォーキングではこの系によってエネルギーを供給される。この代謝系による運動は、エネルギー源として、糖質、脂質、タンパク質が用いられるが、比較的短時間の運動では、糖質と脂質が用いられる。これらのエネルギー源が枯渇せず、酸素供給が続く限り、運動を無限に継続できる、とされる。

一方、この系によるＡＴＰの産生速度は解糖系に比べ40％と低いので、階段を急いで上るなど、急速にＡＴＰを必要とする運動が一定時間以上必要な場合、前に述べた解糖系の補助を必要とする。その結果、乳酸が産生され、息切れがし、筋肉痛が起こり、運動の継続が困難になる。

ちなみに、この代謝系を使うスポーツは、１万ｍスケート、マラソン、クロスカントリースキー、ジョギング、ウォーキングなどである。

このように、ウォーキングの速度、運動強度、継続時間によって、私たちはエネルギー源を適宜変えて対応している。

コラム1 乳酸は疲労物質か

$CH_3CH(OH)COOH$ →
（乳酸：Lactic Acid）

$CH_3CH(OH)COO^-$ ＋ H^+
（乳酸イオン: Lactate ion）（水素イオン）

図1-3　水溶液中での乳酸の乖離

最近、「乳酸は疲労物質ではない」ということが意外性を持ってマスコミなどで取り上げられているので、それについて少し解説しておこう。図1－3のように、乳酸は弱酸で、水溶液中では、乳酸イオンと水素イオン（H^+）に、一部乖離《かいり》している。このH^+は細胞内のpHを低下させ酵素活性を低下させ、筋収縮を阻害する。また、H^+は筋細胞表面に分布する受容器（侵害受容器と呼ぶ）を介して痛みを感じさせる。したがって、乳酸が大量に発生するような高強度の運動は継続できない。

一方、残りの乳酸イオンは、細胞表面に存在する輸送体によって細胞外に移動した後、再度、エネルギー源として使用される。従来は、この代謝系はコリ回路と呼ばれ、骨格筋で産生された乳酸は血流で肝臓に運ばれ、そこでブドウ糖に再生成されると考えられていた。しかし、最近では、収縮筋で産生された乳酸イオンは、肝臓に限らず、本文中で述べる好気的代謝系が発達している心臓の心筋線維や骨格筋の遅筋線維で直接エネルギー源として効率的に再利用されることが明らかになった。これはラクテート・シャトル説として広く知られるようになった。これらの結果から「乳酸は疲労物質ではない」とマスコミに騒がれるようになったと推測する。

その正否はともかく、少なくとも（H^+が蓄積するような）きつい運動時に限って言えば、「乳酸イオンは疲労物質ではないが、乳酸として乳酸イオンと一緒に産生されるH^+は疲労物質だ」といえるだろう。ちなみに、この際、産生されたH^+は主に血中の塩基（重炭酸イオン、アンモニアなど）と結合し、肺からは炭酸ガス（CO_2）、腎臓からアンモニウムイオン（NH_4^+）として排泄される。

1-4 体力が落ちると生活習慣病になりやすい!?

読者の中には、最近「疲れやすくなった」「無理が利かなくなった」と体力の低下を実感している、あるいは「健康診断で引っかかった」と訴える方も多いと思う。ここでは、体力の加齢性変化とそれに伴う生活習慣病との関連について述べる。

体力の加齢性変化

図1-4で示すように、私たちの持久力は20歳前後をピークとし、30歳以降、男女差はあるが10歳加齢するごとに5~10%ずつ低下する。実際、最初の章に述べた、富士登山に参加した15人の年齢別の最高酸素消費量をその図にプロットすると、それぞれの参加者の点が加齢による体力低下曲線にならぶ。

この加齢による体力低下の原因は、運動不足の生活をしているからだけではなく、図1-5

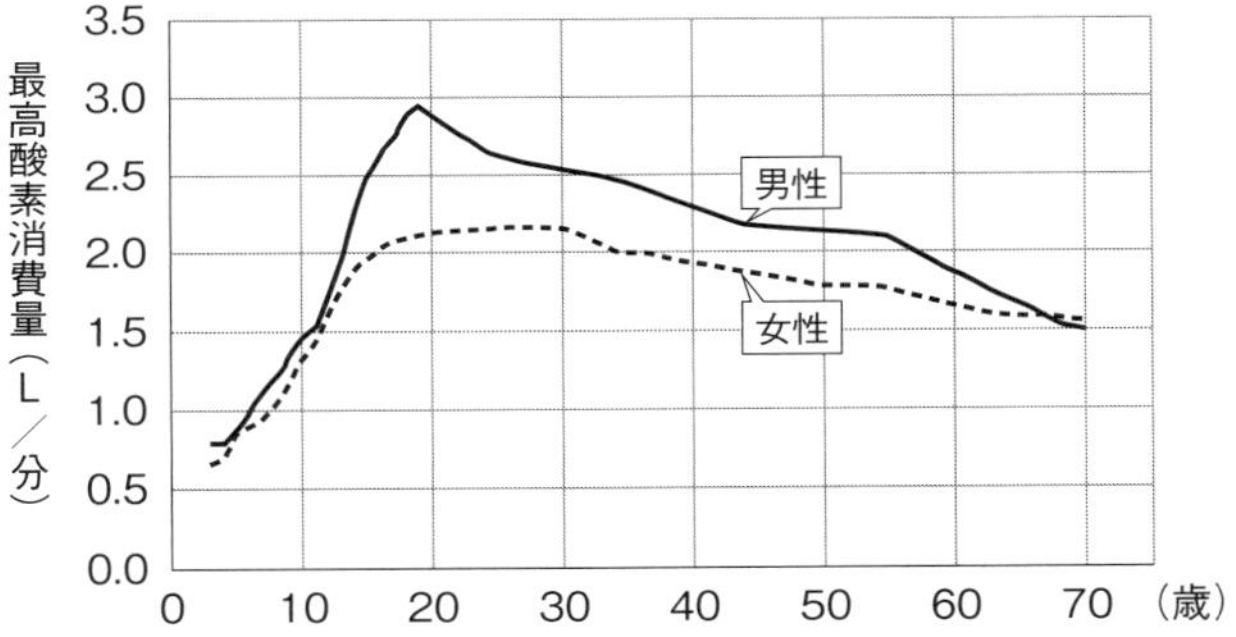

図1-4　最高（大）酸素消費量の加齢変化

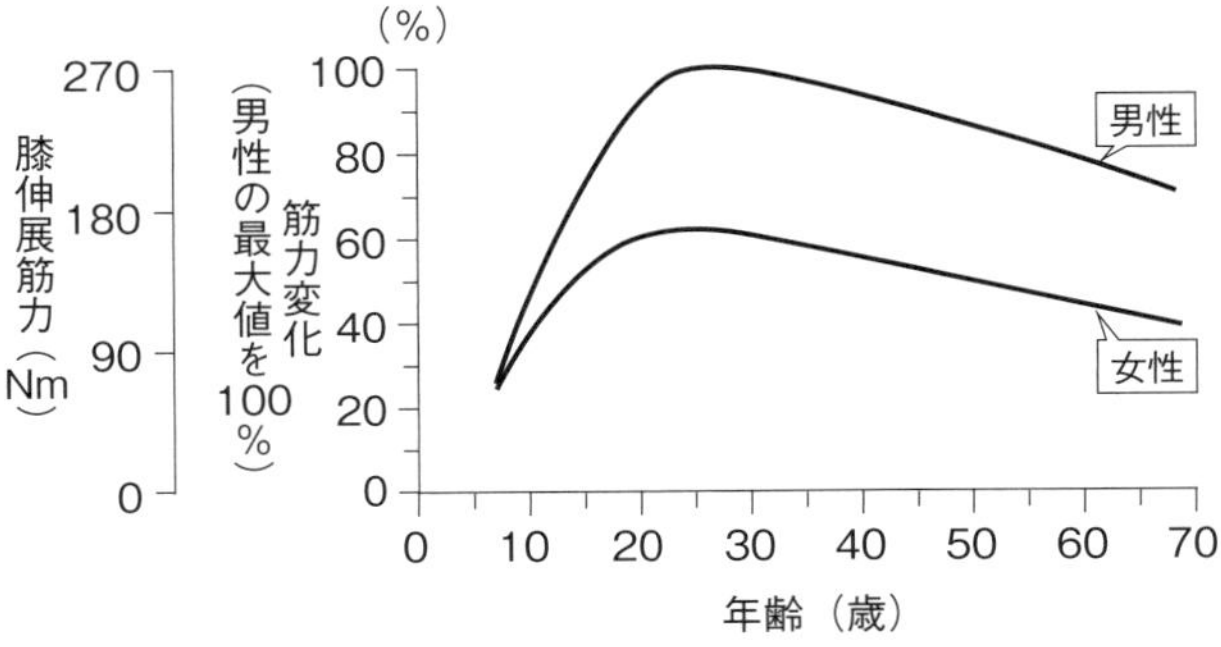

図1-5　膝伸展筋力の加齢変化

で示すように加齢による筋力の低下が主な原因となっている。これを加齢性筋減少症（サルコペニア）と呼び、髪の毛が白くなったり、肌にしわがよるのと同じメカニズムで起こる、いわゆる老化遺伝子の仕業で、加齢現象の一つであると考えられている。

体力と生活習慣病の関係

図1-6は生活活動度と医療費との関係を年齢別に示したものである。生活活動度が体力に比例すると考えると、体力の低下曲線と年齢別の医療費が見事に相関する。そして、体力が20代の30％レベル以下にまで低下すると要介護状態になり、自分ひとりでお風呂に入れない、トイレに行けないという状態になる。したがって、高血圧、糖尿病、肥満といった生活習慣病にとどまらず、認知症やがんに至るまで、中高年特有の疾患の根本原因は、この加齢性筋減少症に伴う体力の低下の可能性が高い、と考えられるようになった。

最近、そのメカニズムについて、図1-7で示すように、体力の低下による「慢性炎症」の関与が指摘されている。「慢性炎症」という言葉は読者になじみがないかもしれないが、たとえば、風邪を引くと喉が痛くなる、傷口にばい菌が侵入すると化膿し、局所がはれ上がり、痛みが出たり、発熱したりする。これらの反応は、外部から体内に異物が侵入すると、それをや

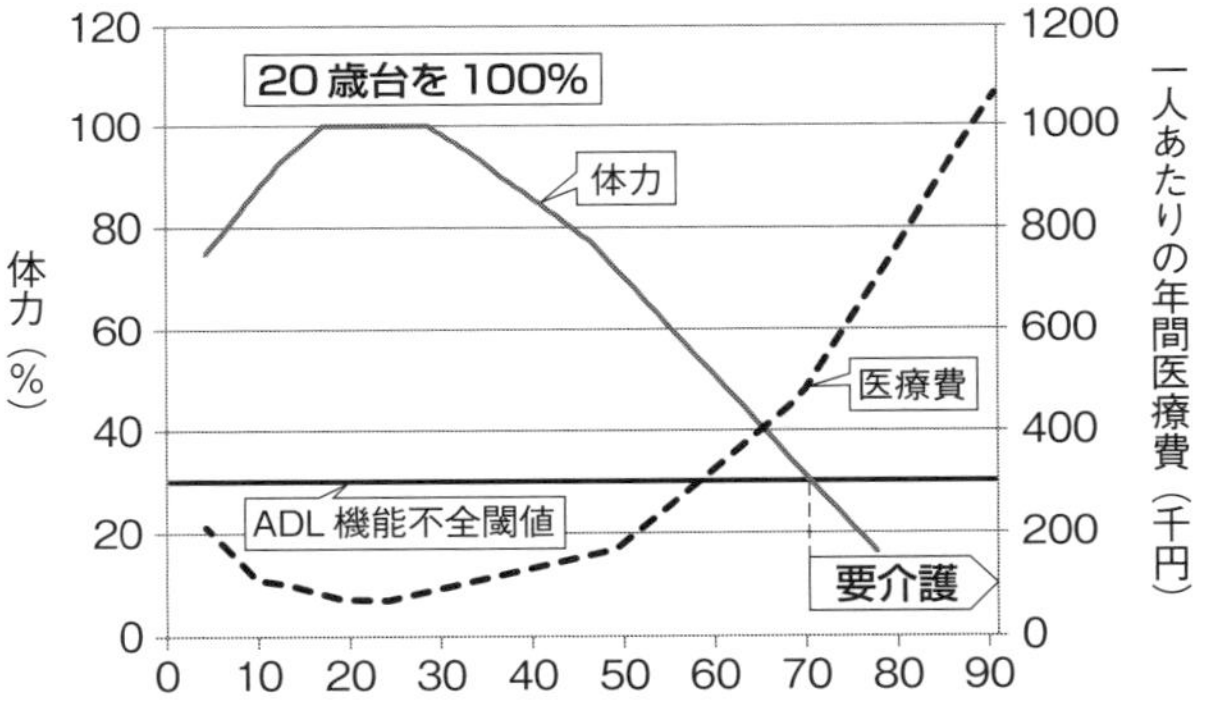

厚生労働省，2016年

図1-6　年齢・体力（身体活動量）・医療費の関係

ADLはactivities of daily living（日常生活動作）のこと

っつけよう、追い出そうとする体の反応である。これを医学では「炎症反応」と呼ぶ。

ここで、興味深いのは、外部から異物が体内に侵入しなくても、運動不足、肥満など体力低下を引き起こすような生活習慣でこの炎症反応が起こることである。ただ、この炎症反応のレベルは非常に低く、痛みが出たり、発熱を起こしたりするのはごく稀で、ほとんどの人は気がつかない。しかし、着実に全身性に起こっている。

そして、この炎症反応が特に脂肪細胞に起これば糖尿病に、免疫細胞に起こって、その影響が血管内皮細胞に現れれば動脈硬化・高血圧症に、脳細胞に起これば認知症・うつ病に、さらに、この炎症反応によって分泌され

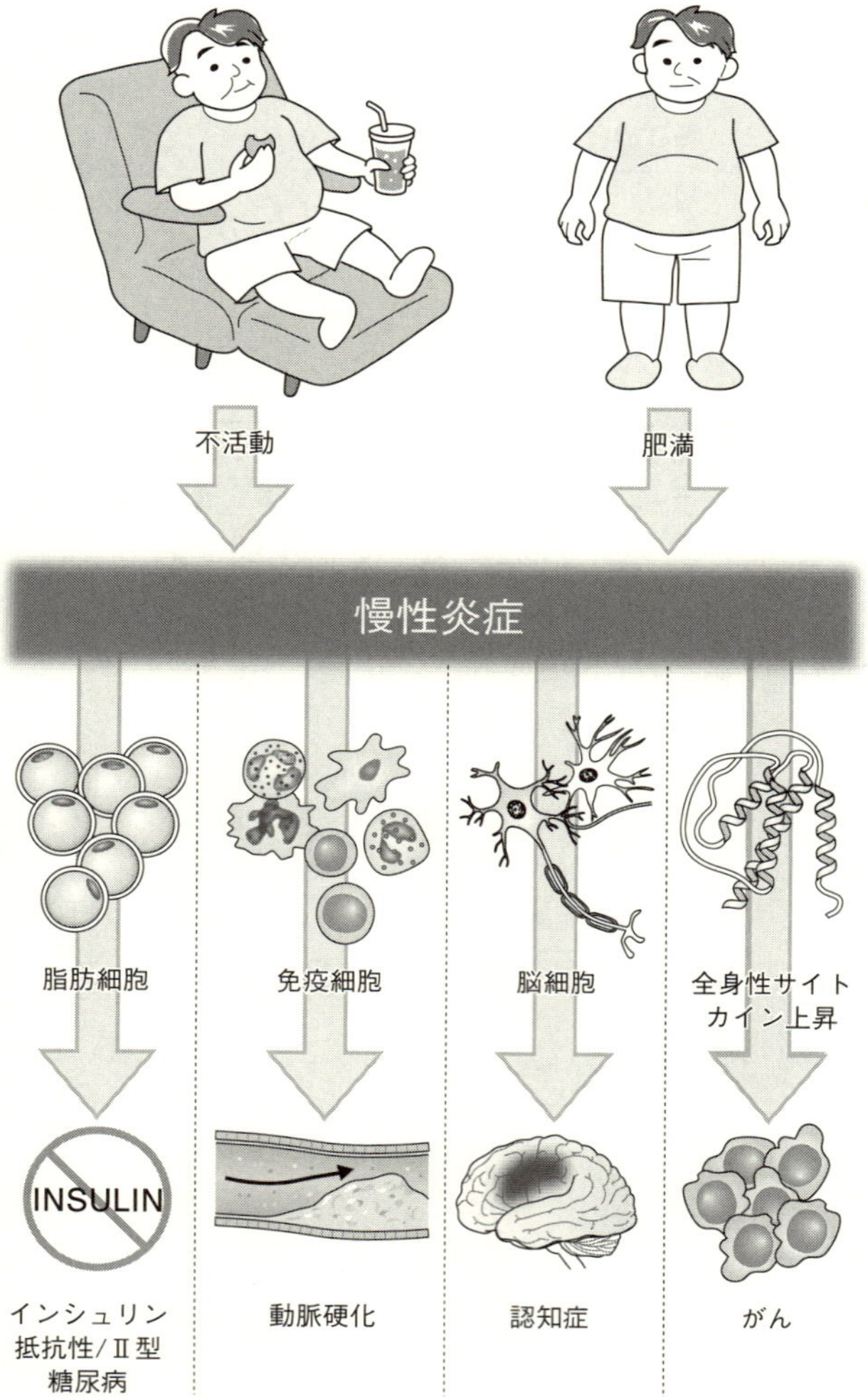

図1-7　運動不足と肥満は体内に慢性炎症を引き起こす。これが生活習慣病をはじめとする加齢性疾患の根本原因である

るサイトカインという物質を介して、その影響ががん抑制遺伝子に及べばがんになる、と考えられるようになった。

現在の医学では、糖尿病、高血圧症、認知症、うつ病、がんなど、いわゆる中高年者に特有の疾患の治療は、専門の医師が適切な薬を使って行うのが一般であるが、この理論によれば、それらの行為は対症療法にすぎない、ということになる。薬の投与を停止すれば、それらの症状が再び現れる。なぜか。慢性炎症が止まっていないからだ。したがって一生涯、薬を飲み続けなければならない。そして、それらの薬はいずれ効かなくなるから、また別の薬を飲まなくてはならなくなる。

では、なぜ、体力の低下が起こると炎症反応が起こるのか。それについて、加齢に伴うミトコンドリアの機能劣化がその原因の一つと考えられるようになった。先にも述べたが、ミトコンドリアは自動車のエンジンに例えることができる。エンジンはガソリンを燃やして車を動かすエネルギーを得るが、ミトコンドリアもブドウ糖・脂肪酸を燃やして細胞が生きるエネルギーを得る。ところが、車のエンジンが古くなって不完全燃焼を起こすと排ガスを出すように、ミトコンドリアも古くなると活性酸素という排ガスを出すようになる。この活性酸素は細胞や組織を傷つけ、それに刺激されて炎症反応が起こるといわれている。

すなわち、加齢によって筋力が低下すると、まず、筋肉中のミトコンドリアの機能が劣化する。さらに、筋力が低下すると運動するのが億劫になるために、筋肉以外の臓器の代謝も低下し、全身のミトコンドリア機能が低下する。その結果、全身性に活性酸素が産生され、慢性炎症が起こり、生活習慣病になるというのだ。

では、どうすればよいか。答えは簡単。加齢性筋減少症に負けないように、運動トレーニングによって体力アップを行えばよいのだ。これから、それについて解説しよう。

1-5 運動トレーニングによる持久力向上メカニズム

運動の指標「最高酸素消費量」

持久力向上メカニズムを直感的に理解するには、図1-8が助けとなる。生理学のフィックの原理によれば、酸素消費量は、図bの計算式で表すことができる。

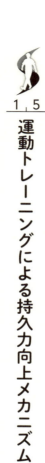

1分間あたり心臓から拍出される血液量＝
心拍数（拍／分）× 一回心拍出量（mL/拍）

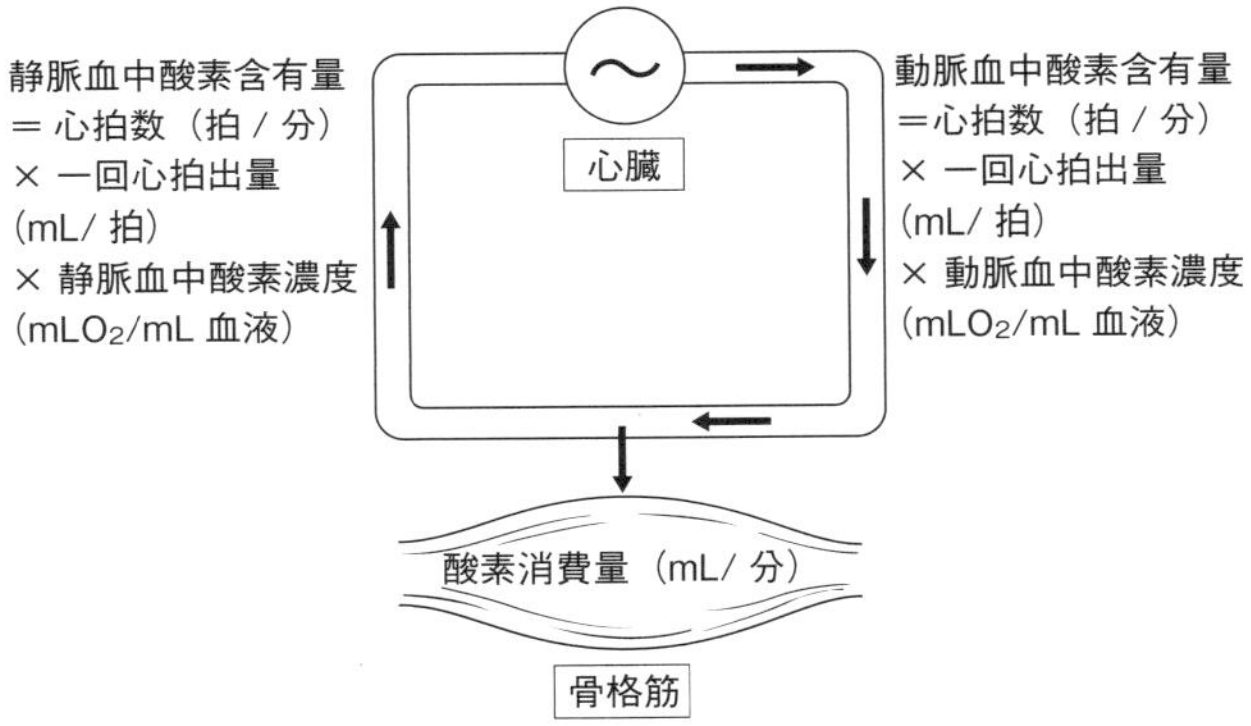

図1-8a　Fick（フィック）の原理

$$VO_2(\text{mL}／\text{分}) = \text{HR}(\text{拍}／\text{分}) \times \text{SV}(\text{mL血液}／\text{拍}) \times [C_aO_2(\text{mLO}_2/\text{mL血液}) - C_vO_2(\text{mLO}_2/\text{mL血液})]$$

VO_2：酸素消費量
HR：心拍数
SV：一回心拍出量
C_aO_2：1mLあたりの動脈血酸素含有量
C_vO_2：1mLあたりの静脈血酸素含有量

図1-8b　酸素消費量の計算式

ここで、VO_2は酸素消費量で、1分間あたり何mℓの酸素を体内で燃焼させることができるかの指標である。HRは心拍数で、1分間あたりの心臓の心拍数。C_aO_2は動脈血酸素含有量で、心臓から全身に拍出される動脈血1mℓあたりに溶解している酸素の量。C_vO_2は、静脈血酸素含有量で、心臓に戻ってくる静脈血1mℓあたりに溶解している酸素の量。($C_aO_2 - C_vO_2$)を動静脈酸素較差《かくさ》と呼ぶ。

HRの最大値は年齢が高くなるほど低下する。SVはいわゆる心臓の大きさで、後で述べるように最高酸素消費量を決定する大きな要因となる。

C_aO_2は主に肺機能と動脈血中のヘモグロビン濃度に左右される。C_vO_2は筋肉での酸素の「抜き取り速度」(酸素抽出率)、すなわち、ミトコンドリアの酸素利用速度に左右される。

これら最高酸素消費量を決定する数ある因子の中で、最も重要な因子はなにか、これまで多くの研究がなされてきた。

まず、読者が真っ先に思い浮かべられるのは肺機能かもしれない。でも、そうではない。健康人の肺の血液との接触面積はもともとテニスコートの半面ほどの大きさがあり、トレーニングによってこの面積が多少大きくなろうが、最高酸素消費量に大きく影響するほどではない。

	一般人	持久性運動のアスリート	Δ％
最高酸素消費量（L/min）	3.3	5.2	+58
最高心拍数（拍/min）	190	180	-5
一回心拍出量（mL/拍）	120	180	+50
動静脈酸素較差（mL/100mL）	14.5	16.0	+10

表1-1　運動鍛錬者（持久性運動のアスリート）と運動非鍛錬者（一般人）の最高酸素消費量の差とその原因

次に読者が挙げそうなのは、動脈血中のヘモグロビン濃度だが、確かに、これが高くなると、単位体積あたりに溶け込む酸素の量（C_aO_2）が増加して、最高酸素消費量を増加させる可能性はある。しかし、生理的に増加する動脈血中のヘモグロビン濃度はせいぜい10％程度で、影響はさほど大きくない。

では結局、最高酸素消費量を決定する最重要因子はなにか。表1-1は、若年者を対象に、持久性運動のアスリートと一般人について、最高酸素消費量の決定因子を比較したものである。アスリートは一般人と比べて最高心拍数はマイナス5％とむしろ低下し、動静脈酸素較差の差はプラス10％とさほど大きくない。それに対し、一回心拍出量がプラス50％と際立って大きい（表1-1のΔ《デルタ》は変化量の意味）。すなわち、両者の最高酸素消費量の差が58％だから、その80％以上は、一回心拍出量の差で説明できる。いわゆるアスリートは、一般人に比べ、心臓が大きいのだ。この「心臓が大きい」という言葉、正確にいうと、心周期の拡張期（心筋が弛緩している時）に心臓に多くの血液がある、ということだ。

しかし、このことは心臓さえ大きければ最高酸素消費量が大きくなることを意味しているのではない。たとえば、人為的に心臓を大きくして筋血流量を増加させても、筋肉での酸素の「抜き取り速度」が亢進していなければ、筋肉で酸素が利用されない分、高い酸素含有量の血液が心臓に戻ってくるだけだ。表1-1で、アスリートと一般人の間では動静脈酸素較差は小さいが、それは心拍出量の増加以上に、筋肉での酸素の抜き取りが亢進していることを意味する。

逆に、いくら筋肉での酸素の抜き取りが亢進しても、筋血流量が増えて筋肉への酸素供給が増えなければ、その機能を十分に発揮できない。

それでも、あえて最高酸素消費量増加の最も重要な「決定因子」はなにか、と問われれば、やはり、一回心拍出量であろう。このことは、以下に示すように、立位で運動するヒトという生物種で特異的な現象なのだ。

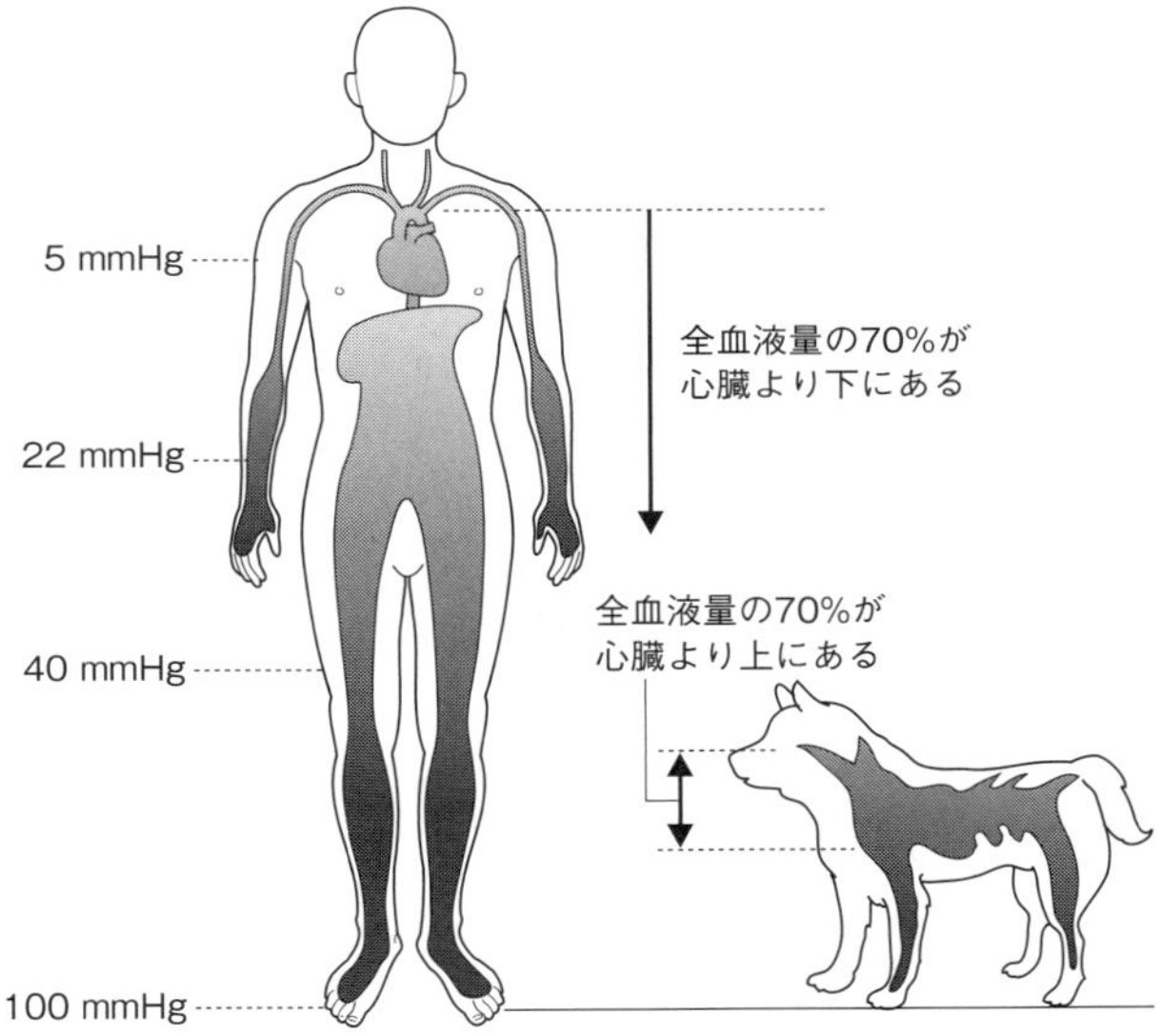

図1-9　ヒトとイヌの血液量の分布の違い

心臓の位置と一回心拍出量

図1-9はヒトとイヌの血液量の分布を示している。イヌが立位でいる場合では血液量の70%が心臓より上部に位置している。したがって、血液は静水圧（重力）で自然に心臓に戻ってくる。一方、ヒトでは、血液量の70%が心臓より下に位置している。

血管がスチールパイプのような伸び縮みしない剛体でできていれば、心臓から拍出された血液は、そのまま心臓に戻ってくるのだが、実際はゴムのような柔らかい粘弾性体なので静水圧（重力）によって血液を貯留してしまう。その性質は静脈血管において特に顕著である。このことは、前腕を心臓の位置より低くすれば前腕の静脈が浮き出て、高くすれば見えなくなることからも理解できるはずだ。読者もやってみればすぐわかる。同様のことが、立位で心臓の位置より低い血管床で起こっているのだ。その結果、立位では、心臓に還流する血液の量が減少してしまう。

一方、心臓は、戻ってきた血液を拍出することはできるが、戻ってこない血液は拍出できないという特性を持つ。たとえば、読者が自宅の井戸水のくみ出しポンプを買いに行ったとしよう。そうすると、店員は井戸の深さ、建屋の高さを尋ねるだろう。井戸が深いほど、建屋が高いほど強い馬力のポンプが必要になるからだ。前者をポンプの前負荷、後者を後負荷と呼ぶ。

後負荷はさておき、心臓が一般のポンプと異なるのは、前負荷、すなわち井戸の水面が心臓の位置より下にあれば血液を拍出できないことだ。すなわち、心臓は、ポンプのように血液を吸い上げることができないのだ。

一方、井戸の水面が心臓より上にあればその高さに比例して心臓は血液を拍出することができる。したがって、末梢からたくさん血液が心臓に戻ってくれば、一回心拍出量も増加するという性質を持つ（心臓のスターリングの法則）。すなわち、その一回心拍出量は、心周期の拡

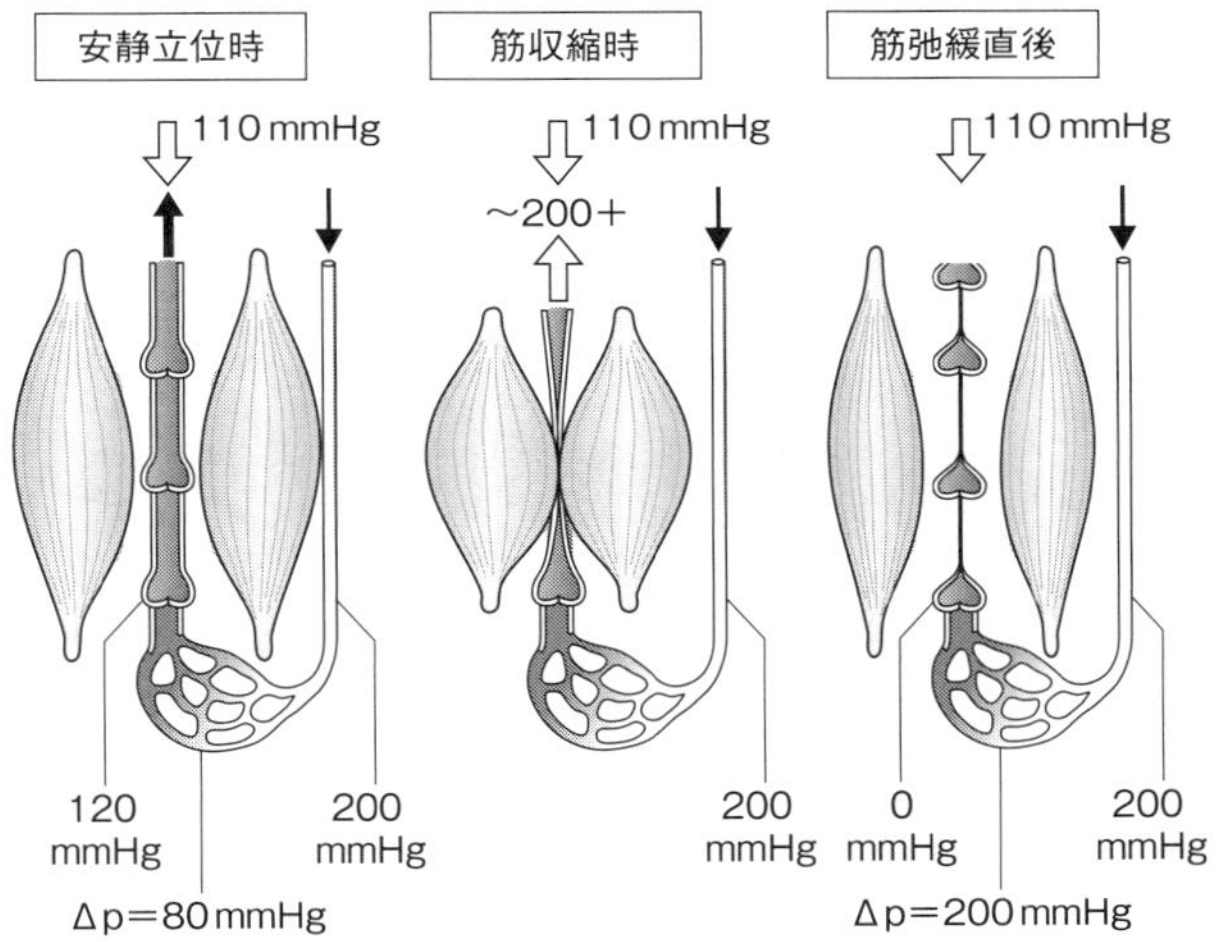

図1-10　運動時の筋ポンプによる筋血流量の増加メカニズム
安静立位時、筋収縮時、筋弛緩直後の下肢末端の動脈圧と静脈圧の関係。110mmHgは立位のときに下肢静脈にかかる静水圧。

張期に心臓の壁が受ける正の静水圧に比例する。そして、それによって心臓の壁が伸展すればするほど、次の心臓の収縮期に強い力で血液を押し出すのだ。

運動と筋血流量そして血液量

では、運動時にどのようにして、心臓へ還流させる高い血液量を維持するのか。それが筋ポンプである。

図1-10を見てみよう。安静立位では、下肢先端の静脈圧が120mmHgで、右心房との間の静水圧差110mmHgより10mmHg高いので、静脈弁が開放されて血液が心臓へゆっくり還流す

る（図1‐10左図）。

次に、下肢の筋が収縮して静脈壁を圧迫したとき、その内圧は２００mmHgにまで上昇し、右心房との静水圧差１１０mmHgより高くなり、その差、90mmHgの駆動力で末梢から右心房へ静脈血が急速に還流する（図1‐10中央図）。

そして、筋が弛緩すると静脈内に血液が存在しないので、その差、２００mmHgと高い血圧差にしたがって血液が勢いよく静脈側に流入し、静脈圧が１１０mmHgを超えると静脈弁が開いて心臓へ血液が還流する（図1‐10右図）。

このように、高い心臓への血液の還流量を得るには筋肉の収縮力も必要になる。私が中学生の頃、朝礼の最中に失神で倒れるものがいたが、それは、思春期で背が急速に伸びて心臓の位置がどんどん高くなるにもかかわらず、筋肉の発達がそれに伴わず、一回心拍出量が維持できないため低血圧症を引き起こしたためと考えられる。

さらに、図1‐11を見ていただこう。図は若年者を対象に、最高酸素消費量と血液量との関係を示したものであるが、両者に高い正の相関関係があることがわかる。通常、血液量は体重の7％、あるいは1／13といわれているが、これは運動習慣のない人の場合であって、最高酸素消費量の高い被験者では10％であることがわかる。また、図中の点線は3週間持久性トレー

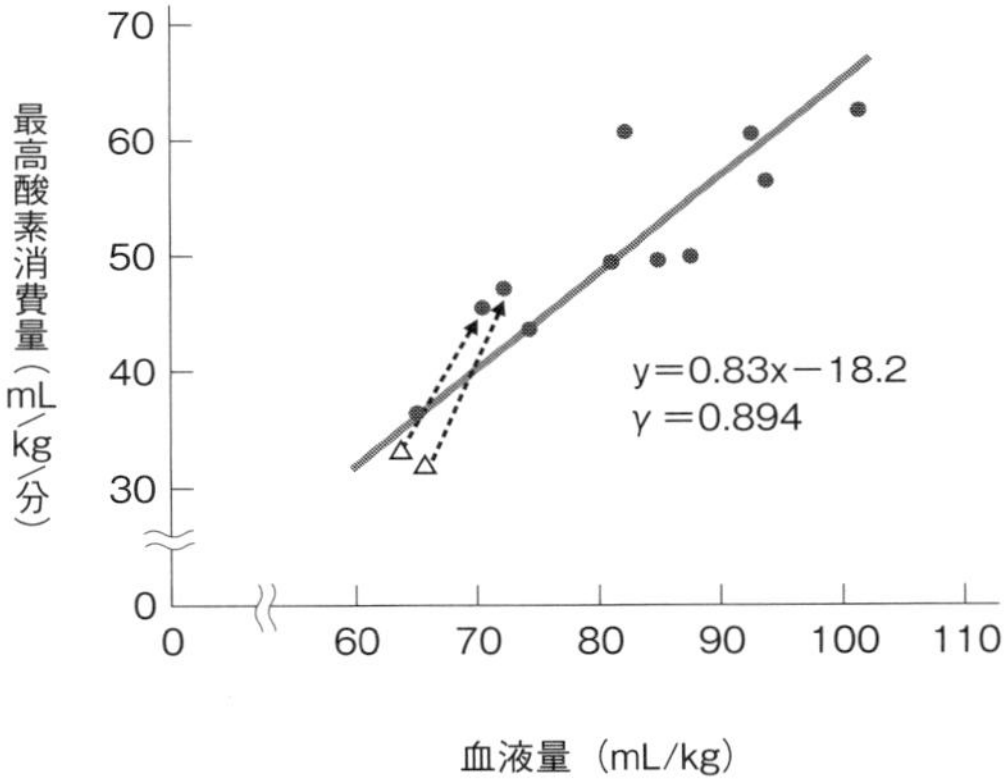

図1-11　総循環血液量と最高酸素消費量の関係

２名の被験者について、３週間の自転車運動トレーニング前（△）と後（●）の値の変化を点線で示す。

ニングを行った2名の被験者について最高酸素消費量と血液の増加量の関係を示している。トレーニング後、２名の平均では血液量は11％増加し最高酸素消費量は40％増加した。この２名について興味深いことは、トレーニング後の血液量の増加が赤血球よりも血漿《けっしょう》量の増加によっている点である（３週間程度では赤血球量は増加しないことから、そのように考えられる）。全血液量の70％が静脈血管内に貯留されているので、運動時には筋ポンプによって心臓への血液還流量が増加し、一回心拍出量が増加し、その結果、最高酸素消費量が増加したというわけだ。

持久性トレーニングによるこの血液量増加メ

カニズムについて、いくつか説がある。乳酸閾値《いきち》(血中の乳酸濃度が増加し始める運動強度)以上の強度の運動負荷によってレニン・アンジオテンシン・アルドステロン系と呼ばれるホルモンの活性化が引き起こされる。それが腎臓に働いて、体内へナトリウムイオンの貯留を促す。その結果、細胞外液量の増加、ひいては血漿量を増加させるという説。あるいは、後で述べるが、乳酸閾値以上の運動負荷は、血漿タンパク質の一つであるアルブミンの肝臓での合成を促進し、それが間質から血管内に水を引き込み、血漿量を増加させるという説。あるいは、乳酸閾値以上の運動負荷は、血管の壁を柔らかくして、血液を貯めやすくするという説などがある。

以上をまとめると、持久性トレーニングによって乳酸閾値以上の負荷の運動を行うと、血液量の増加や一回心拍出量の増加が起こり、それらが筋肉内での酸素利用速度の亢進と相まって最高酸素消費量を増加させる。

このように運動トレーニングによって血漿量が増加すると最高酸素消費量が増加するが、実は体温調節能も改善するのだ。これはちょうど車のエンジンとラジエータの関係に似ている。次節で少し詳しく解説する。

1-6 血液量増加による体温調節能向上メカニズム

ここで、血液量と体温調節についてのメカニズムを解説する。少し難しい話も出てくるので、この節はとばして、後から読んでいただいてもいいと思う。

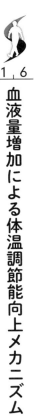

熱中症予防のために備わった驚くべき体のシステム

なぜ、血漿量が上昇すれば、皮膚血流量、発汗量が増加するのか。理由を一言でいえば、ヒトが立位姿勢で生活する生き物だからだ。先に述べたように、ヒトが立位姿勢をとると重力の影響で下半身の静脈に血液が貯まる。体温が上昇すると皮膚血管が拡張するのでより多くの血液が下半身に貯まる。その結果、血液が心臓に戻ってこなくなり、一回心拍出量が低下して、もしそれが心拍数の増加で補償できなければ、心拍出量が減少して血圧が下がり、脳血流が低下して最悪失神してしまう。これが「熱失神」で、熱中症の中で最も頻繁に起こる症状だ。発汗によって血液量が下がればこの症状が加速する。

それを防ぐために、体は絶えず心臓に戻ってくる血液の量と心臓の壁の伸展度合いをモニターし（心肺圧受容器：心臓の心房群にある、圧力変化に反応する圧受容器）、その信号を随時延髄（頭蓋骨後部と頸椎《けいつい》の接合部位付近）の血管運動中枢に送っている。一方、血管運動中枢には、上位の体温調節中枢から、体温が上昇しているから皮膚血管を拡張しなさい、という信号がきている。

血管運動中枢が体温調節中枢の指示通りに皮膚血管を拡張すれば、動脈血圧が低下する。一方、心肺圧受容器の情報をもとに（血圧が下がりそうだから）皮膚血管拡張を抑制しようとすれば、熱放散が抑制されて高体温になってしまう。このジレンマをどのように解決するか。

結局、血管運動中枢は血圧を維持することを優先する。その理由は、皮膚血管を拡張し続ければ一瞬にして失神して生命にかかわるが、体温が上昇しても生命の危機になるような不都合が起こるのにはまだ少し時間的余裕があると脳が判断するからだろう。その結果、血管運動中枢は交感神経の一部を介して皮膚血管拡張を抑制する信号を出す。しかし、その時血圧は維持されても、体温は上昇し続けるから、いずれ熱中症の中でも重篤な熱射病になる。そうなると、運動麻痺などの神経症状が起き、最悪、死亡することもある。

これに対し、もともと血液量が十分あれば、高体温になって皮膚血管が多少拡張しても、心臓に戻ってくる血液量が一定量維持されて血管運動中枢が体温と血圧調節の間でジレンマに陥ることもない。その結果、体温の上昇に比例して皮膚血流量が増え続け体熱を放散し続けることができるのだ。

さらに、皮膚血流量が増え続ければ、汗腺は血液から汗の原料である水分・電解質の供給を得続けることができる。解剖学的に皮膚の毛細血管は汗腺細胞を覆うように分布している。水分は、血管から静水圧勾配にしたがって汗腺の間質に受動的に移動する。電解質は、汗腺細胞がエネルギーを使って能動的に汗腺細胞で囲われた空間（腺腔）に分泌する。すると、腺腔内と間質に電解質の濃度差ができ（浸透圧勾配）、水が移動して、汗ができる。すなわち、汗は、血管から受動的に直接滲《し》み出すのではなく、汗腺細胞が、せっせと「働いて」分泌しているのだ。だが、皮膚血流によって汗の原料が供給されなければ、汗腺細胞は機能することができない。

さて、この皮膚血流の調節系の面白い点は、予測制御系（フィードフォワード系）であることだ。通常の動脈血圧調節はフィードバック系で行われている。すなわち、頸動脈、大動脈弓（心臓を起点として伸びる動脈は上行大動脈としてまず上に伸び、次にそれが湾曲して下行大動脈として下に伸びる。その湾曲部分）の圧受容器で動脈血圧をモニターし、その信号が延髄の血管運動中枢に伝えられ、もし、血圧が低下すれば、心拍数を上昇させ、末梢血管を収縮させて、動脈血圧を維持しようとするシステムだ。

一方、ヒトの皮膚血流調節は、心臓に戻ってくる血液量を心肺圧受容器でモニターすることで動脈血圧調節を間接的に行うのだ。すなわち、心臓に戻ってくる血液量は次の拍動で体に送り出されるので、それが増加（減少）した場合、もし皮膚血管を含む体の血管の締まり具合（末梢血管抵抗）が一定だと、それはそのまま動脈圧の上昇（低下）に反映される。ということは、体はあらかじめ起こるであろう血圧の変化を「予測」して皮膚血管の締まり具合を、血流より信号伝達の速い神経活動によって一足早く調節しているのだ。なんと「賢い」システムだろうか！

進化と体温調節

このような神経活動は従来から「能動性皮膚血管〝拡張〟神経」と呼ばれていたが、これまで、この神経活動の同定に誰も成功していなかった（能動性とは神経が興奮すると皮膚血管が拡張するという意味）。ところが最近、私たちは、交感神経の一部に、食道温（脳温）に比例して興奮する神経活動成分があること、また、その興奮は心臓の壁が伸展されると亢進され、伸展が減弱されると抑制されることを明らかにした。さらに、この神経活動が皮膚血管拡張と見事に比例することも確認できた。

この「能動性皮膚血管〝拡張〟神経」は、ヒト以外のラットなど四足動物には存在しない。彼らの場合、皮膚血管調節は交感神経の中の「能動性皮膚血管〝収縮〟神経」によって行われているのだ。すなわち、体温が低い状態ではこの収縮神経活動が亢進し、皮膚血管が収縮し、体熱の放散を抑え、体温の高い状態では収縮神経活動が抑制され、体熱の放散を促進する。読者は、この交感神経作用の方になじみがあるだろう。寒いときに顔から血の気が引いたり、怒ったときにこめかみに青筋が立つというのは日常よく経験することだ。これは、「能動性皮膚血管〝収縮〟神経」が興奮して起こるのだ。

このように「能動性皮膚血管〝収縮〟神経」は、ヒトでも確かに存在し、顔面のほかに、手のひら、足の裏などの皮膚血管はこの神経によって支配されているし、残りの体幹部でも、寒い環境にさらされて皮膚血管を収縮させるのはこの神経である。しかし、温かい環境にさらされて、一定以上体温が上昇して、大きく皮膚血流が上昇するときには「能動性皮膚血管〝拡張〟神経」が皮膚血流調節の主役となる。

なぜ、この「能動性皮膚血管〝拡張〟神経」がヒトで特異的に発達したのか。私はヒトが進化の過程で獲得したすぐれた体温調節反応と直立二足歩行に関係していると考えている。

たとえば、ヒトの皮膚血流量は1分間あたり最大で3～5Lに達する。これは快適環境で安静時に心臓から拍出される血流量（心拍出量）に匹敵するほど大きい。したがって、少し、皮膚血管が拡張するだけで全身の血流分布が変わり、それが心拍出量の増加で補償できないと血圧が低下してしまう。ちなみに、ラットは尻尾の皮膚血管を拡張させることで体温調節を行うが、その際の皮膚血流量は安静時の心拍出量の最大でも20％にすぎない。すなわち、ヒトの皮膚血流量は他の四足動物に比べてとてつもなく多いので、血圧調節との競合が起こるのだ。

次に、ヒトで特異的なのが汗腺の発達である。ヒトの汗腺は体全体で300万個あり、一つの汗腺が40μgだから、全部の汗腺を集めれば120gとなり、腎臓一つ分にも相当する。この汗腺がフルに活動すると、1時間に1・5～3Lの汗を分泌する。このような大量の汗で体温調節を行う動物は地球上、ヒト以外に存在しない。

なぜ、このようなすぐれた体温調節能をヒトは獲得したのか。ヒトは500万年前、アフリカ大陸で誕生し、直立二足歩行を手に入れた。その理由は、ある本によると、居住区をジャングルからサバンナに移動させたことらしい。すなわち、狩猟など食糧獲得の場としてのジャングルと、家族で安全に暮らせる居住区を分離したが、それによってジャングルから居住区まで食糧を持って帰る必要があった。そのため、前足を進化させ、直立二足歩行をするようになった、というのだ。そして、きっと、当時のアフリカも温暖な環境だったのだろう。体の表面を覆っている羽毛を退化させ、大量の皮膚血流量、発汗量といった優れた体温調節能を手に入れた。そのことが狩猟（運動）をして生きていくために必要だった。

ところが、大量の皮膚血流量は二足歩行をする際、重力によって下肢に血液の貯留を引き起こし、心臓に血液が戻るのを困難にする。さらに、大量の発汗による血液量の低下は、その効果を加速する。それらは動脈血圧を低下させ、直立二足歩行を困難にする。そこで、ヒトは血圧と体温調節の妥協点を得るために、心肺圧受容器を介する「能動性皮膚血管〝拡張〟神経」のシステムを獲得したと考えられる。

一方、ヒトに限らず広い生物種が持つ、「能動性皮膚血管〝収縮〟神経」は、皮膚に限らず、他の臓器にも広く分布し、動脈血圧を一定に調節するために働いている。しかし、その特徴は、その神経が支配する臓器を問わず、血圧が低下したときに活動が亢進し血管を締め、血圧が上昇したときに活動が抑制されて血管を開く、といった血圧維持のためにほぼ一定の方向に作動することだ。

ところが、「能動性皮膚血管〝拡張〟神経」は、ヒトの体温調節反応の進化の過程で「後づけ」で獲得した形質で、従来の交感神経とは全く別のシステムとして付け加えられたものだ。すなわち、すぐれた体温調節反応に特化した調節機能が必要だったのだ。実際、この神経は心臓や肺に分布する心肺圧受容器には反応するが、「能動性皮膚血管〝収縮〟神経」を刺激する頸動脈、大動脈弓などの圧受容器には反応しない。

以上のことから、運動によって血漿量が増加すれば、体温調節能が向上して熱中症予防につながる、という結果の背景には、人類誕生からこれまでの500万年の進化の歴史が影響していることがわかる。

17 何歳からでも体力アップは可能

1日1万歩は体力アップになるか？

読者のほとんどが、１日１万歩歩けば、体力（筋力・持久力）も向上するだろうと考えられているると思うが、それは本当だろうか。私たちは、それを自分たち自身で確かめようとした。事業の詳細は【巻末付録１】を参考にしてほしいが、大変な実験だったので、簡単にその経緯を述べる。

今から20年以上前の１９９７年、当時の松本市で、中高年者を対象としたウォーキングの会「松本市熟年体育大学」事業が発足した。きっかけは、１９９８年長野冬季オリンピックである。当時の市長、故・有賀正氏が、市民がスポーツに関心を深めていることに気づいて発した「オレはウォーキングで市民を健康にする」の鶴の一声ではじまった。ちょうどオリンピックを契機に、信州大学にスポーツ医学の講座が開設され、そこに私が赴任したが、それを知った市長からの依頼で事業を手伝うことになった。

そこで、「1日1万歩、毎日歩けばどのような効果があるか」を検証するため、年間１００人の参加者に歩数計を配り、毎日の歩行数を日誌に記録してもらった。月に一度、市の体育館でイベントを実施し、その日誌を回収し歩行記録を市の職員にコンピュータに打ち込んでもらった。これはなかなか大変な仕事で当時の松本市の職員はよくやってくれたと思う。はたして、なんと、参加者の１／３が１日１万歩をほぼ毎日、１年間歩き続けたのだ。さすが、生真面目がモットーの信州人だ、と思った。そして、3年経って合計100人について、1日1万歩の効果の検証を行った。

その結果、血圧が少し下がる、血液が少しサラサラになる、ことが確認できたが、体力の顕著な向上は確認できなかった。そして、今から思えば、体力が向上しない分、血圧や血液成分の改善効果も満足なものでなく、努力する割には報われない、という結論に至った。

そこで、運動処方について、改めて米国スポーツ医学会のガイドラインを調べたところ、一般人が1日1万歩、歩く際の通常の「運動強度」が低すぎる、という記載があった。では、彼らが推奨する運動強度とはいかなるものか、次にそれについて述べよう。

体力向上トレーニング方法の国際標準とは

① 持久性を高めるトレーニング

持久性トレーニング処方の国際標準の基本は、まず個人の最高酸素消費量を測定することだ。

読者の中には経験された方もおられると思う。測定の仕方はさまざまだが、たとえば、自転車エルゴメータを用いる場合、安静を3分間とった後、60ワットで3分、120ワットで3分

①目標強度の酸素消費量＝（最高酸素消費量－安静時酸素消費量）×0.6＋安静時酸素消費量

②トレーニングの際の目標心拍数＝（最高心拍数－安静時心拍数）×0.6＋安静時心拍数

③最高心拍数＝220－年齢

図1-12　トレーニングの目標を決める際に用いる数式

と負荷量を徐々に上げていく、そして、最大の運動強度時の酸素消費量をその最大値とする。ただし、被験者の体力に合わせて、負荷強度の段階的増加量やその強度での運動持続時間を調整する。

私が被験者になって初めてこの最高酸素消費量を測定して最高負荷レベルに達したとき「死ぬんじゃないか」と思うくらいきつかった。心臓が口から出てきそう、肺が裏返って口から出てきそうという形容が当たっている。厳密な値を得るためには、それほど、体力の限界まで追い込むことが要求される。したがって、測定中の心筋梗塞、脳出血などの事故を防止するため、心電図と血圧をモニターし、事故防止に努めるとともに、もしもの事が起こった場合の体制を準備しておくことが望ましい。

その後、トレーニングの際の目標強度は図1－12の①式で求めることができる。

すなわち、この目標酸素消費量に相当する運動強度で、以後、ジムでマシンを使ってトレーニングを行うことがベストだ。運動強度は、自転車エルゴメータではワット、トレッドミル（ランニングマシン）では走行速度のm／分で表す。

なぜ、この式で、０・６の値を用いるかは、この値が、先に述べた血中の乳酸濃度が増加し始める運動強度（乳酸閾値）にほぼ一致するからだ。すなわち、運動強度が上昇し、筋肉への酸素供給が追いつかなくなって、筋肉でのエネルギー産生が好気的代謝系から解糖系（嫌気的代謝系）に移行するのだ。このレベルを持久性トレーニングの目標とする。

このレベルを目標にすることになったのは経験的な要素が強い。すなわち、これ以下の運動を長時間行っても、顕著な最高酸素消費量の増加が得られないこと、反対に、それより高い強度で運動を行っても、息切れ、筋肉痛がひどく、運動トレーニングのモチベーションの高いトップアスリートならまだしも、一般人には長期間運動を継続できない、が理由である。階段を急いであがったとき、踊り場で膝に手をついて息をする光景を思い出してほしい。吐き気までするときもある。あれは、すべて過度に上昇した血中の乳酸の水素イオンによる仕業なのだ。

自転車エルゴメータやトレッドミルなどマシンが使えないフィールドでは、心拍計を利用してトレーニングの目標運動強度を設定することも一般に行われている。その場合は、従来の呼気ガス分析器を使って、最高酸素消費量を測定し、それぞれの運動強度の心拍数を決定しておき、その後図1－12の②式にしたがって目標心拍数を設定する。自身の最高心拍数を測定する機会がなければ、図1－12の③式（最高心拍数＝220－年齢）で求めてもよい。これを応用したのが時計型の心拍計で、ランニング愛好家がよく使っている。

心拍計がない場合は、表1－2で示すように、主観的運動強度を用いる方法も一般に行われている。すなわち、最もきつい運動を行ったときを「非常にきつい」として20点、安静時を6点として、13～14点程度の「ややきつい」と感じる運動を目標強度とする。これを目安とする場合は、何も道具がいらないので安上がりであるが、心拍計に比べて精度が落ちるのと記録を残しにくいのが欠点である。

ボルグ指数	感じ方
6	
7	非常に楽である
8	
9	かなり楽である
10	
11	楽である
12	
13	ややきつい
14	
15	きつい
16	
17	かなりきつい
18	
19	非常にきつい
20	

表1-2　主観的運動強度（ボルグ指数）

ここで大切なことは、運動習慣のない中高年者では、わざわざ自転車で運動したり、ランニングをしなくても、「ウォーキング」で十分個人のトレーニング強度の目標レベルに達してしまう、ということだ。たとえば、皆さんが、バスに乗り遅れそうになって、バス停に向かって早足で歩いている状態を想像すればよい。胸の動悸が高まり、息切れがし、「次のバスにしようかな」という誘惑もわきあがってくる。そして、運よくバスに間にあって、つり革にぶら下がりながらハァハァ息をしてハンカチで額の汗をぬぐっている、そんな様子を思い浮かべればよい。これが持久性トレーニング強度の目標レベルなのだ。

このように「運動形態を問わず」個人の最高酸素消費量の60％の強度を目標とした運動を、30分／日、3～4日／週、3～6ヵ月間行うと「年齢、性別、初期体力に関係なく」、最高酸素消費量が初期値に比べ10～20％向上することが明らかとなっている。

この最高酸素消費量向上のメカニズムは、一言で言えば、肺から筋肉に至るまでの酸素を運ぶ能力が改善することによる。この最高酸素消費量の向上を決定する大きい要素は、先に述べたように心機能の向上と末梢筋組織の酸素利用速度の亢進である。さらに、心機能の向上には血液量の増加が伴うが、これも先の1-6節で述べたように、これによって汗をかきやすくなって暑さにも強くなる。また、末梢筋組織の酸素利用速度の亢進は基礎代謝量を向上させ体温が上昇するので寒さに強くなるし、さらに、これは脂肪を燃焼させる働きもあるのでダイエット効果も期待できる。

②　筋力を高めるトレーニング

筋力トレーニングも最初に個人の最大筋力を測定することから始まる。一般的な筋力トレーニングの方法は、ようやく１回できる強度の動き　one repetition maximum（１ＲＭ）の80％の負荷をかけて１日８回・３セットを週３日行うのが標準である。その効果は初期値にも依存するが、２～３ヵ月のトレーニングで、年齢に関係なく、筋収縮力は初期値に比べ10～20％増加する。この際、各トレーニング日の間に必ず休息日を１日以上挟むことと、週３日以上行わない、一人では行わないことの３点がオーバートレーニングを防止するために重要である。一人で行わない理由は、本人が調子がよいと感じた日には、どうしてもやり過ぎてしまう傾向があるので、友人やトレーナーなどの客観的な視点があった方がオーバートレーニングを防げるからである。

実は、負荷強度と反復回数は、筋力の増加に影響を及ぼす。負荷強度が高く反復回数が低いほど速筋線維が太くなって筋収縮力が向上する。一方、負荷強度が低く反復回数が高いほど遅筋線維が鍛えられて筋持久力が向上する。したがって、スポーツ競技の種目に応じて、工夫ができる。たとえば、ボディビルダーのように、ひたすら筋肉を太くしたい人は、負荷強度を高くして反復回数を減らせばよいし、登山、マラソンなど筋持久力を鍛えたい人は負荷強度を低くして反復回数を増やせばよい。この項の最初に紹介したトレーニングはどちらかというと速筋線維を太くし筋肥大を引き起こすプロトコールである。

筋力トレーニングによって筋力が向上するメカニズムとして、筋表面にある受容体（メカニカル受容器）を介して、筋線維の合成を刺激するといった局所性因子がある。一方、筋収縮によって乳酸などが産生されると細胞内のpHが低下し、それによって筋表面にある受容体（侵害受容器）が刺激され、その情報が脳に伝えられ、成長ホルモン、男性ホルモンなどタンパク合成を促進するホルモン（タンパク同化ホルモン）が分泌されるといった全身性因子もある。この全身性因子があるおかげで、下肢の運動を行っても上肢の筋力が向上するのだ。さらに筋肉以外の組織も、たとえば皮膚組織なども、いわゆる「若返り」を起こすのだ。

したがって、この理論によれば、乳酸が分泌されるレベル、すなわち本人が「ややきつい」と感じる運動を実施すれば、筋肉は肥大することになる。次に、この考えを支持する私たちの研究結果を紹介しよう。

③　中高年者はトレーニングを明確に区別する必要はない

先に述べたように、持久力、筋力のそれぞれを向上させるためには、それぞれの目的に応じたトレーニング方法が現在推奨されている。しかし、私は、それらは主に若年者を対象としており、しかも、トップアスリートを目指す人たちのために考案されたトレーニング方法だと考えている。

まず、図1-13を見ていただきたい。この図は、男性中高年者（平均年齢65歳）を対照群（何もしない）、筋力トレーニング、持久性トレーニングの3群に分け、5ヵ月間介入を実施した際の最高酸素消費量、最大膝伸展筋力を表している。筋力トレーニングは、膝伸展筋力の1RMの60〜80％の強度で、1日8回・2〜3セット、週3日、5ヵ月間実施した。一方、持久性トレーニングは、自転車エルゴメータを用いた運動を最高酸素消費量の60〜80％の負荷で、1日60分間、週3日、5ヵ月間実施した。

結果で注目してほしいのは、「膝伸展筋力」強化を目的とした筋力トレーニングでも「最高酸素消費量」が増加し、最高酸素消費量向上を目的とした持久性トレーニングでも「膝伸展筋力」が増加したことである。その増加量はトレーニング間に大きな違いがなかった。すなわち、これらの結果は、中高年者の体力を向上させるのに、筋力、持久力どちらのトレーニングでもよいことを意味する。

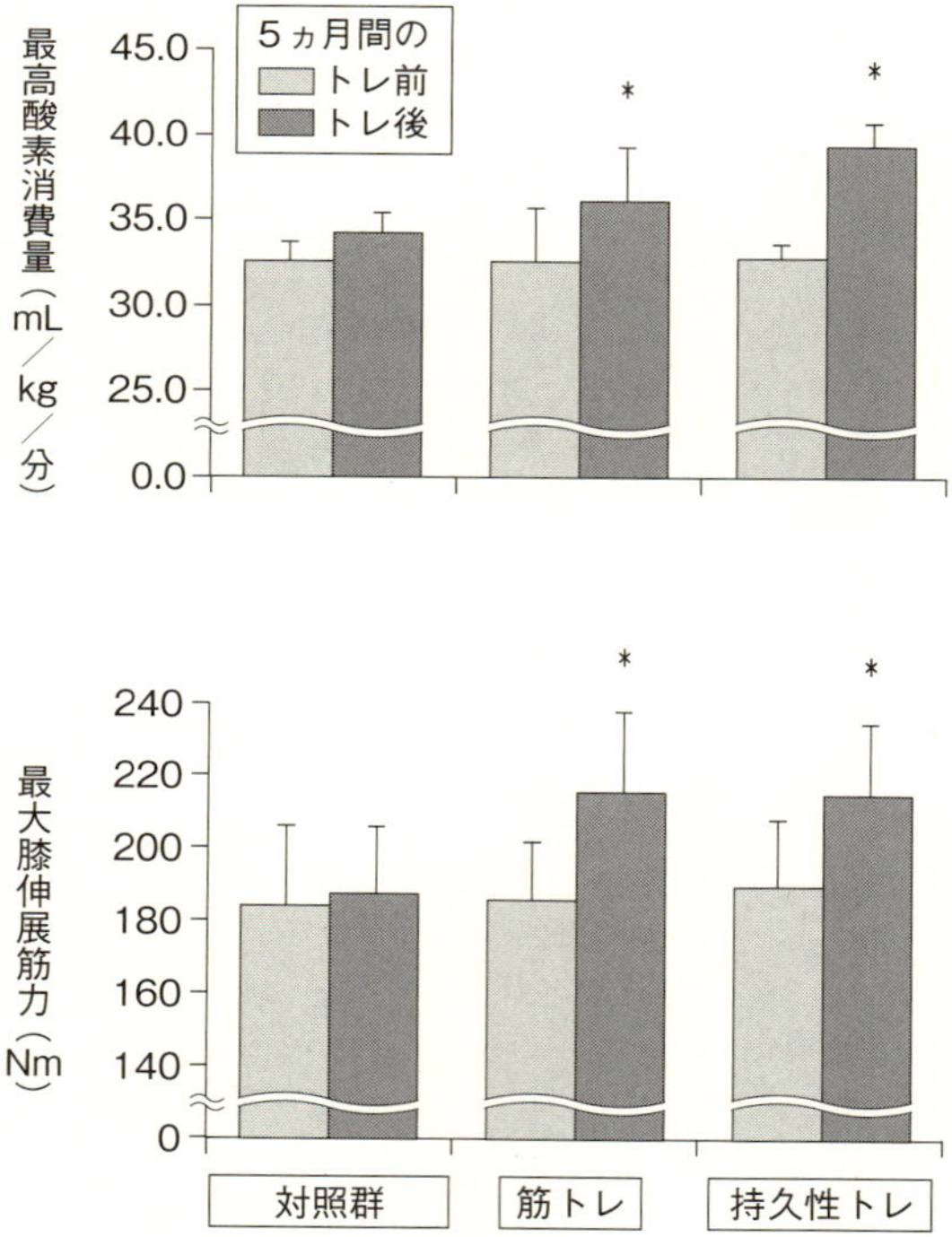

図1-13　中高年男性を対象とした5ヵ月間の筋力トレーニング（8名）、持久性トレーニング（8名）が最高酸素消費量と最大膝伸展筋力に与える効果。どちらのトレーニングでも同様の効果が得られる。

＊：$P<0.05$の危険率でトレーニング前の値に対して統計的に有意な差があることを示す。縦バーは標準誤差の範囲で平均値の変動範囲を示す。

なぜ、このようなことになるのだろうか。若年者では通常、重量挙げや短距離を目指す選手には筋力トレーニング、マラソンやクロスカントリースキーを目指す選手には持久性トレーニングと明確に分ける。これに対し、中高年者のトレーニングにはこのような分け方は必要ないのだろうか。

これについて、私たちは以下のように考えている。すなわち、中高年者の最高酸素消費量の低下は、主に加齢による大腿筋力をはじめとする筋力の低下によって引き起こされるので、トレーニングによって筋力が改善すれば、それに比例して最高酸素消費量も向上する。また、筋肥大が起きると筋ポンプ能力の改善により運動時の心臓への血液の還流量が増加し、一回心拍出量が増加する。その結果、最高酸素消費量が増加するのだ。

この実験事実が、後で述べるインターバル速歩といった、いわば、持久性トレーニングによって筋力が増加するメカニズムの裏づけとなっている。

マシンを使ったトレーニングは、なぜ普及しないのか

先で述べたように加齢による体力の低下は、生活習慣病をはじめとする中高年者に特有の疾患の原因となる。したがって、マシンを使った持久性・筋力トレーニングは、もっと中高年者

に普及してもよいはずである。

しかし、この運動方法を推奨している米国でも、必要とされている人の15％しか取り入れていないし、我が国にもいくつか専門事業者があるがこの運動処方を実施しているのは5％にすぎない。その理由は経費がかかり過ぎる、の一言に尽きる。

その根拠として、たとえば、表1－3で示すように、100人の会員に対し、運動トレーニング用マシンの購入費が2000万円余り、運営費が年間2600万円以上かかる。さらに、トレーニング用の場所として最低200㎡を確保する必要がある。したがって、このトレーニングを「国際標準に忠実」に実施するには、少なく見積もっても、一人あたり30万円以上の年間会費が必要になる。この会費は一部の裕福な方には問題ないだろうが、一般庶民にとっては敷居が高い。もっと、安くて汎用性の高い体力向上のためのトレーニング方法はないのか、私たちはその開発に向けてこれまで努力してきた。

トレーニングマシン	台数（台）	単価（円）	小計（円）	必要な床面積（m^2）
自転車エルゴメータ	50	200,000	10,000,000	150
レッグカールマシン	5	150,000	750,000	15
レッグエクステンションマシン	5	150,000	750,000	15
等尺性筋力測定マシン	2	1,000,000	2,000,000	6
呼気ガス分析器	2	3,000,000	6,000,000	6
コンピュータ関連	1	1,400,000	1,400,000	10
合計			20,900,000	202

表1-3a　トレーニング用機器への初期投資

	人数（人）または回数（回）または時間（hr）など	単価（円）	顧客人数（人）	小計（円）
血液検査	3	3,000	100	900,000
*トレーナー（パート）人件費	200	1,000	100	20,000,000
事務・通信費	3	500	100	150,000
データ解析スタッフ雇用費	1			5,000,000
合計				26,050,000

表1-3b　マシントレーニング施設の1年間の運営費

＊トレーナーの人件費の算出根拠：顧客1人について1時間／日、4日／週で1年間トレーニングを実施した（200時間／年／人）と仮定する。それを指導するトレーナーの人件費を1000円／時／人とすると100人の顧客に対し20,000,000円／年となる。

第2章
効果的なウォーキング「インターバル速歩」とは

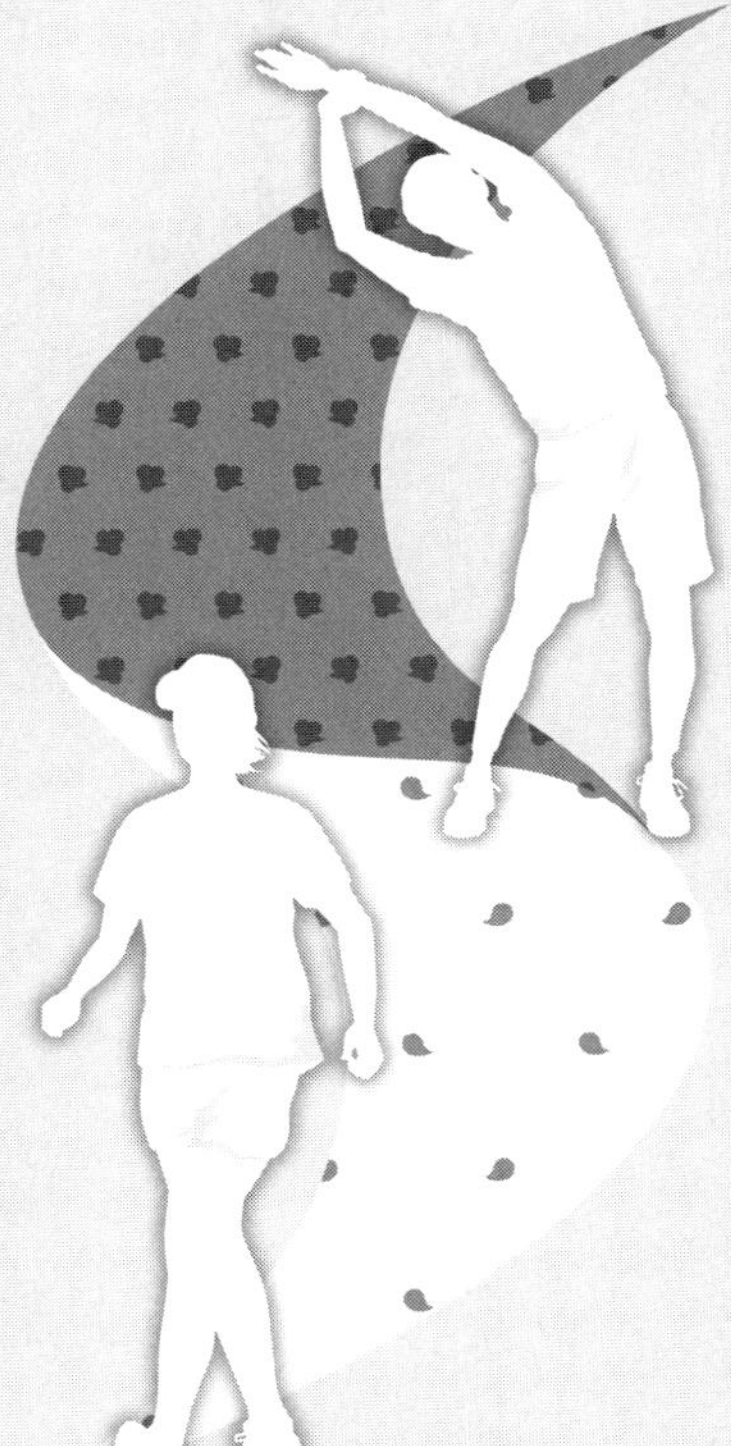

2｜1

体力向上はウォーキングで十分だった！

先に述べたように、いわゆるジムに行って体力測定を行い、それに基づいて持久力・筋力トレーニングプログラムを作成し、それを実施さえすれば、効果が得られることは科学的に実証されている。

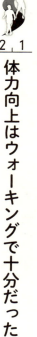

しかし、そのためには週に3～4日ジムに通い、自分のトレーニング実績をカルテに記録し、さらに定期的にトレーニング効果を判定し、それに基づいて運動プログラムを改訂していかなければならない。それらをこなすには本人だけでは困難で、専門のトレーナーの指導を受ける必要がある。そして、これをこなせるトレーナーは、自己投資をして大学や専門学校でそれなりの教育を受けているので、それを考慮した人件費を支払わなければならない。その結果、ジムに通うための会費は先に述べたように半端なものではなくなってしまう。

もっと「庶民」でも、気楽にできる体力向上のための運動プログラムはないか。私たちは、この課題を解決すべく過去10年余り研究を行い、マシンを使わない「インターバル速歩トレーニング」でも十分な効果が得られることを明らかにした。この方法なら、たとえば通勤や買い物の行き帰りでもできるし、特別なマシンやウェアを準備する必要もない、極めて簡単な運動方法なのだ。インターバル速歩トレーニングは、最高酸素消費量の70％以上の速歩と40％以下のゆっくり歩きを3分間ずつ繰り返す、という簡単なもので、誰でも簡単にできる。詳しい「やり方」は後ほど示す。また「開発の経緯」と「詳細」は【巻末付録2〜5】を参考にしていただくことにして、ここでは、その体力向上効果について述べる。

私たちは、中高年者246名を対照群、1日1万歩群、インターバル速歩群の3群に分け、それぞれ5ヵ月間の介入を行った。対照群は、従来の生活を続けていただく、1日1万歩群は、週4日以上、1日1万歩を目標に歩いてもらう、インターバル速歩群は、週4日以上、1日30分以上を目標にインターバル速歩を実施してもらうことにした。

5ヵ月間の介入期間中、1日1万歩群は平均で週4・5日、1日の歩行時間64分で、1万135歩の実施となった。一方、インターバル速歩群は平均で週4・5日、1日の歩行時間52分、そのうち早歩き33分、ゆっくり歩き19分の実施となった。ちなみに、インターバル速歩群の実施日1日あたりの平均歩数は8520歩で、1日1万歩群の84％にすぎなかった。

図2−1に各群のトレーニング後の筋力・持久力変化を示す。インターバル速歩群では、膝伸展筋力（大腿の前の筋力）が13％、膝屈曲筋力（大腿の後ろの筋力）が17％、最高酸素消費量が10％向上した。ちょうど、体力年齢で10歳若返ったことになる。一方、1日1万歩群では、ほとんど体力は向上せず、対照群と変わらなかった。その理由は、インターバル速歩群の早歩きは、個人の最高酸素消費量の70％以上の運動強度になるが、1日1万歩群は最高酸素消費量の40％以下に相当する運動強度でしか歩かないからである。すなわち、乳酸が出るようなややきついと感じる運動をして初めて体力が向上することが改めて確認できた。

インターバル速歩トレーニングは、マシンを必要とせず、大勢の中高年者を対象に、体力向上効果に伴う生活習慣病など加齢に伴う疾患の症状改善効果も一度に明らかにすることができる。次にそれを紹介しよう。

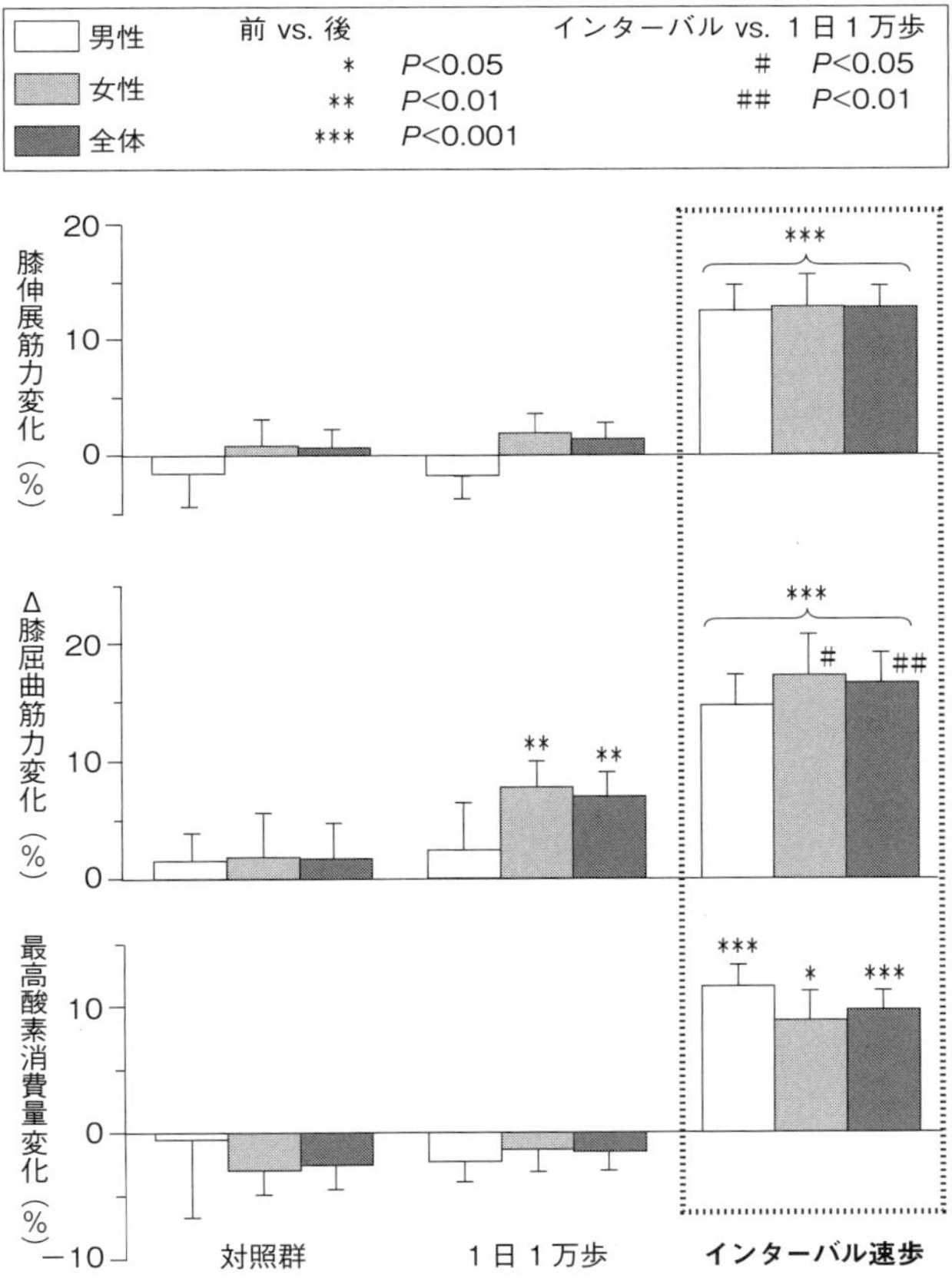

図2-1　中高年者（男性60名、女性186名）を対照群（何もしない）、1日1万歩群、インターバル速歩群に分け、5ヵ月間の介入を行った。

＊、＊＊、＊＊＊：トレーニング前に比べ統計的に有意な差があることを示す。

＃、＃＃：1日1万歩群に比べ統計的に有意な差があることを示す。縦バーは標準誤差の範囲で、平均値の変動範囲を示す。

2-2 体力向上が加齢による症状を改善する

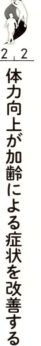

①生活習慣病を改善する

図2-2は、先の実験における血圧の変化を示したものである。インターバル速歩群で収縮期血圧が10mmHg、拡張期血圧が5mmHg低下した。この拡張期血圧の5mmHgの低下は、今後5年間に心筋梗塞、脳出血など、循環器系疾患の発症を40%低下させるといわれている。一方、1日1万歩群では、このような顕著な血圧の低下を認めなかった。このようにインターバル速歩による体力向上によって高血圧症の著しい症状改善が起こるのだ。

私たちは、この結果に気を良くして、糖尿病や肥満など他の生活習慣病の症状についてもインターバル速歩のさらなる効果検証実験を行った。生活習慣病改善効果は図2-3の指標にしたがって判定した。すなわち、高血圧症か、高血糖症か、肥満症か、異常脂質血症かをそれぞ

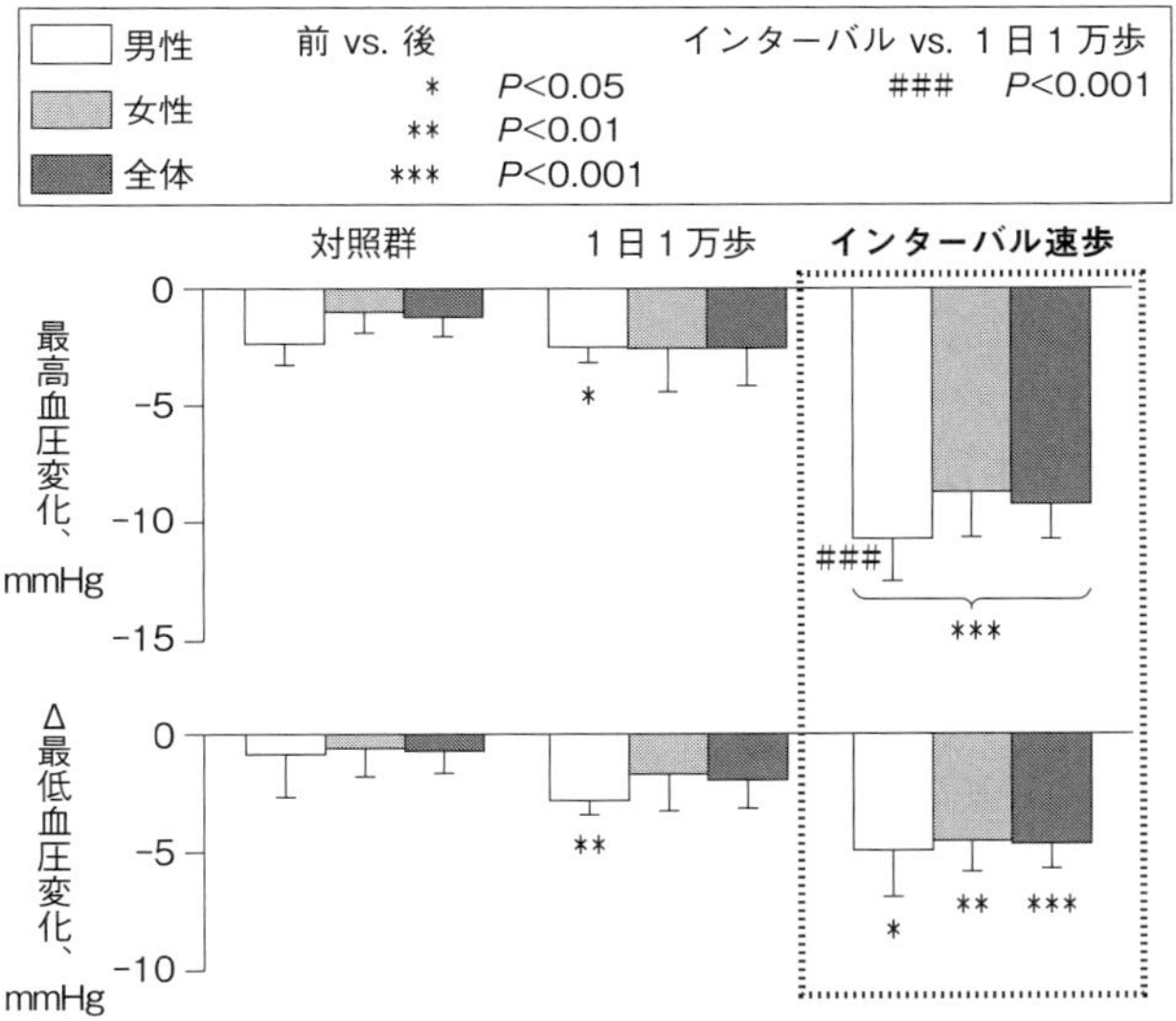

図2-2　図2-1の実験の際の血圧変化

1）最高血圧 ≥ 130 mmHg または 最低血圧 ≥ 85 mmHg

2）空腹時血糖値 ≥ 100 mg/dl

3）BMI ≥ 25 kg/m^2

4）中性脂肪 ≥ 150 mg/dl
または HDL コレステロール ≤ 40 mg/dl

図2-3　生活習慣病指標
４つのうちどれかの項目に該当すれば１点ずつ加算する。満点は４点。

れの診断基準にしたがって判定し、該当すれば1点ずつ加算する。したがって、満点は4点である。

図2-4は中高年男女を高体力、中体力、低体力とインターバル速歩トレーニング前の最高酸素消費量にしたがって3群に分け、5ヵ月のトレーニング前後の最高酸素消費量と生活習慣病指標を示した。その結果、まず、トレーニング前の生活習慣病指標についてみてみると、低体力群で満点4点中の平均2点、すなわち生活習慣病の2つの症状（たとえば高血圧症と高血糖症の2つ）を持っていることがわかる。一方、高体力群では1点で、持っている症状が一つであることがわかる。

次に、トレーニング後の結果についてみてみると、最高酸素消費量はトレーニングによって、低体力群では20％、高体力群では5％上昇したが、ここで強調したいのはこの体力の上昇に比例して、生活習慣病指標が低下したことである。これをもっとわかりやすいように図2-5で横軸に最高酸素消費量、縦軸に生活習慣病指標で示した。

図より、最高酸素消費量の低下に比例して生活習慣病指標が上昇することがわかる。加齢性筋減少症は、加齢現象の一つで誰も逃れることはできない。そして、その加齢による体力の低下と医療費が見事に相関することを先に述べたが、図は、そのことをダイレクトに表してい

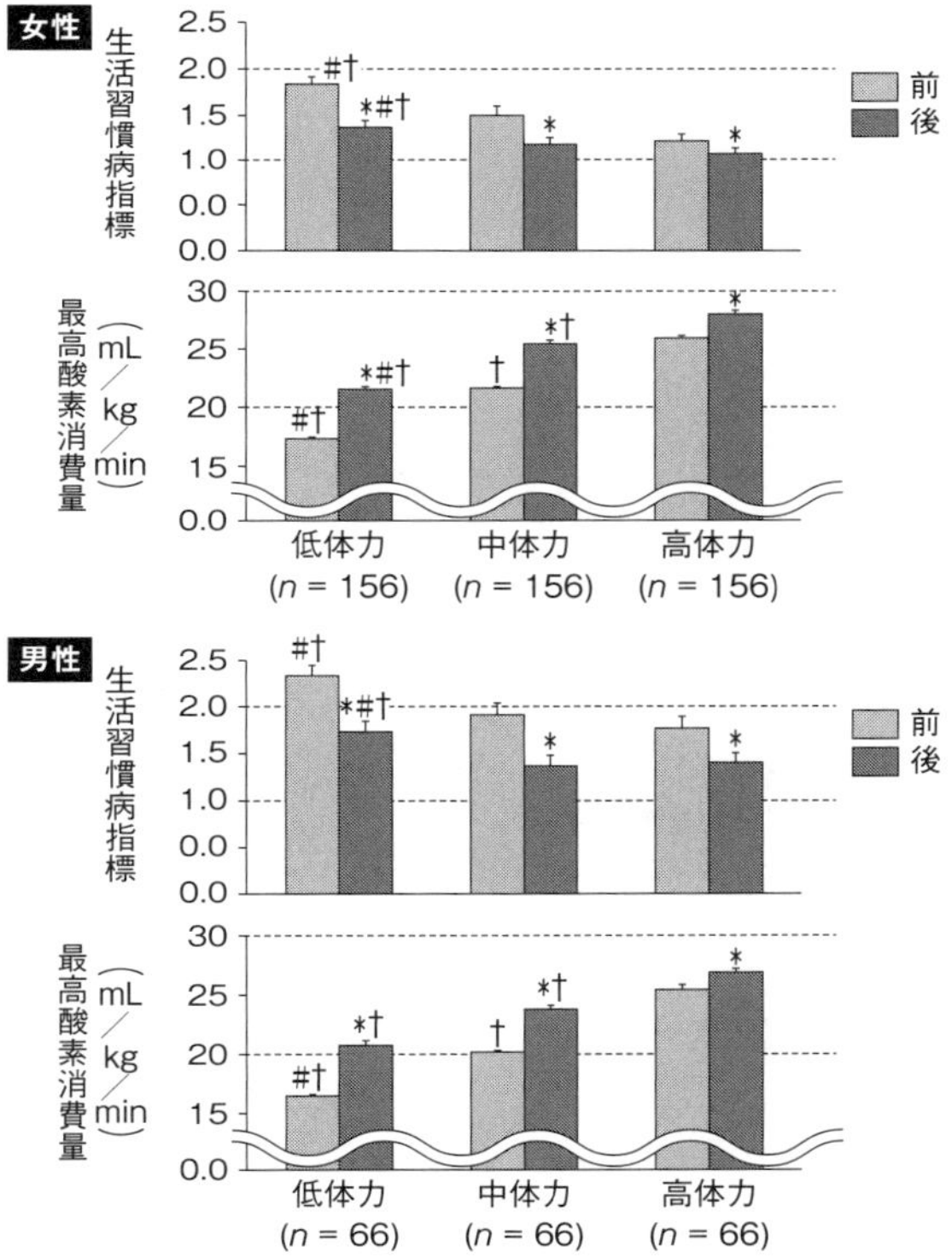

図2-4　中高年被験者666名の男女を、体力（最高酸素消費量：VO_{2peak}）にしたがって、それぞれ等しく3群に分け、5ヵ月のインターバル速歩トレーニング前、後の棒グラフで示す。縦バーは標準誤差の範囲で、平均値の変動範囲を示す。

＊：トレーニング前に対して、$P<0.05$危険率で、統計学的に有意な差があることを示す。

†：高体力群に対して、$P<0.05$危険率で、統計学的に有意な差があることを示す。

＃：中体力群に対して、$P<0.05$危険率で、統計学的に有意な差があることを示す。

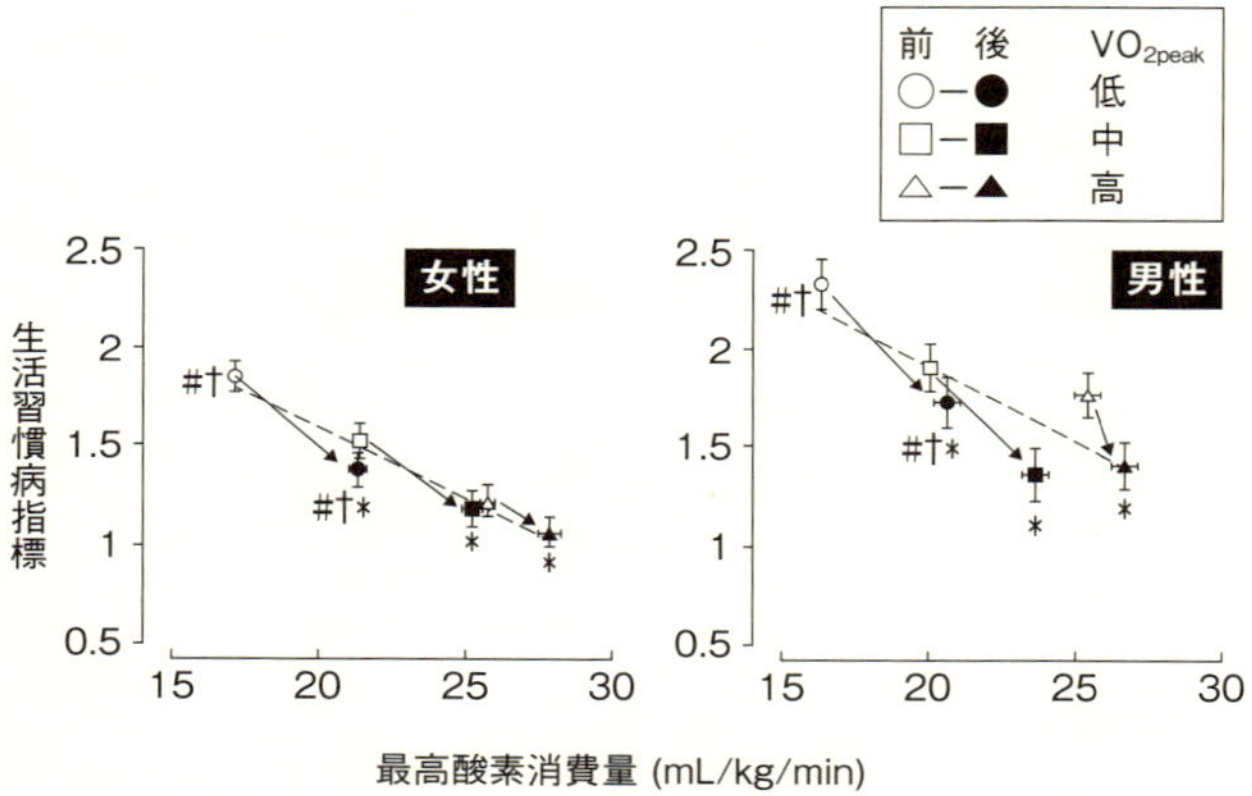

図2-5　図2-4のデータについて横軸に最高酸素消費量、縦軸に生活習慣病指標を示す。
矢印は低、中、高体力群それぞれでトレーニング前後の変化方向を示す。シンボルは図2-4と同じ。

る。すなわち、体力が低下するとそれに比例して、生活習慣病が発症して、医療費が上昇することを意味しているのだ。

でも、読者の中で体力に自信のない方も悲観することはない。図の低体力群の結果からも明らかなように、ある日一念発起してインターバル速歩を実施すれば、5ヵ月後には体力が20%向上し、それに比例して生活習慣病指標が20%改善するからだ。

生活習慣病の原因として、現在いろんな要因が挙げられ、それを避けるように言われる。「よく寝るように」「脂っこい食事を避けて」「野菜を食べるように」……などである。しかし、この図から

「体力低下こそが生活習慣病の最も重要な要因で、それを向上させればそれらの症状が改善する」ことがわかる。

では、実際、5ヵ月間のインターバル速歩によってどの生活習慣病がどれほど良くなっているのであろうか。図2-6A、Bは、高血圧症、高血糖症、肥満症、異常脂質血症の有病率をインターバル速歩トレーニング前後で表したものである。まず、トレーニング前について見てみると、低体力群では参加者の約80%が高血圧症、約70%が高血糖症、約40%が肥満症、約20%が異常脂質血症であることがわかる。さらに、中体力者、高体力者と、体力が向上すると、異常脂質血症以外の疾患の有病率が低下するのがわかる。これはさもありなんという結果だ。

しかし、ここで強調したいのは、グラフだけではわかりにくいが、5ヵ月間のインターバル速歩トレーニング後に、特に低体力群では、高血圧症、高血糖症、肥満症の症状が30%の人でなくなっていることだ。さらに中体力、高体力群でも、低体力群に比べて程度は低いが、同様の傾向を認めた。

したがって、もし読者の皆さんが健康診断で「血圧が高い」「血糖値が高い」「『肥満』です」などと指摘されたら「病院にいく前に5ヵ月間インターバル速歩をしなさい」とすすめたい。そうすれば30%の確率でそれらの症状がなくなると考えられる。それ以外の症状でも改善

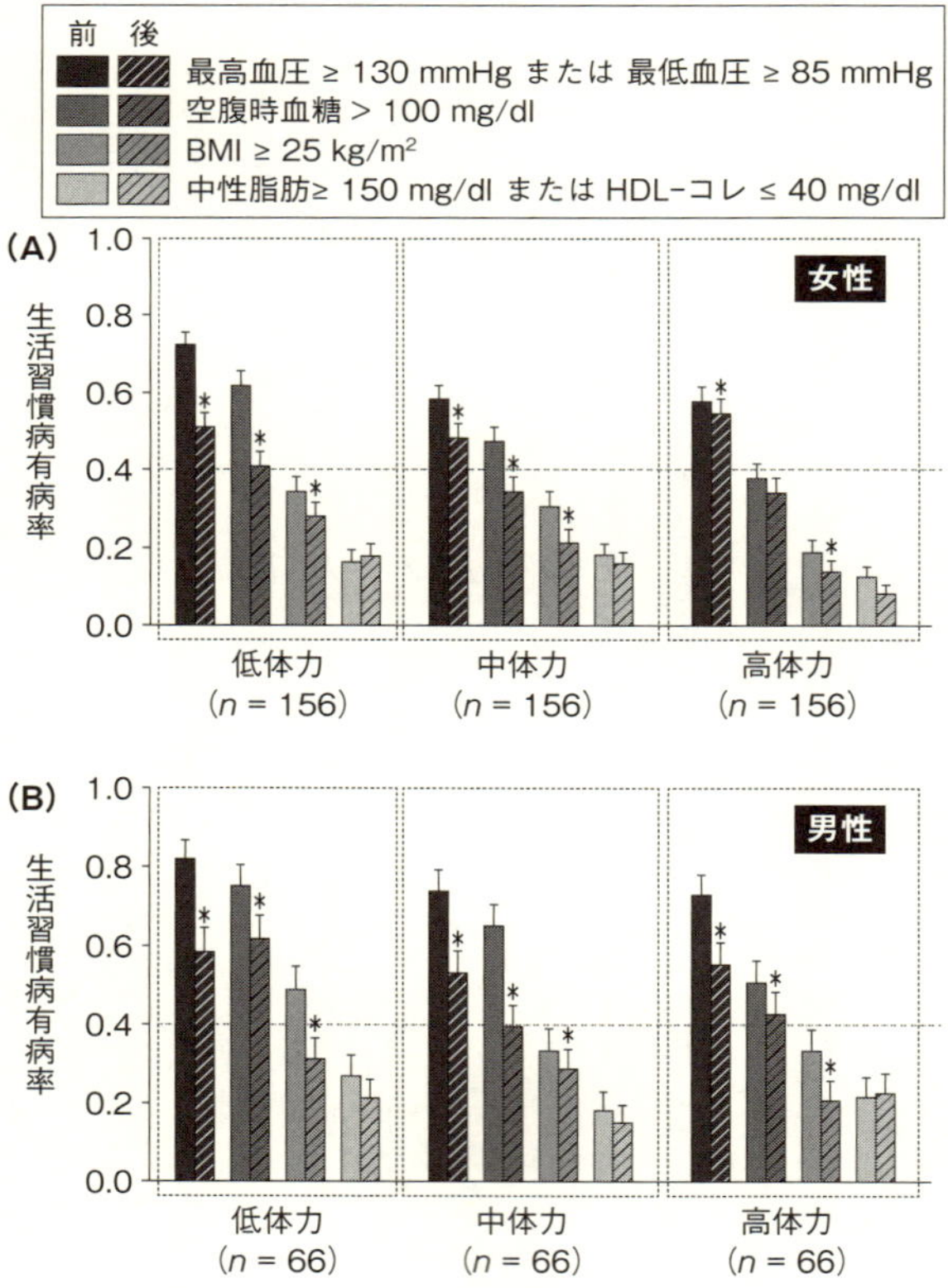

図2-6　図2-4、2-5の実験について、生活習慣病の各疾患の有病率を体力（最高酸素消費量：VO_{2peak}）別に、女性（A)、男性（B）別に、5ヵ月のトレーニング前、後（斜線）の棒グラフで示す。

＊：トレーニング前に対して、$P<0.05$危険率で、統計学的に有意な差があることを示す。

が見込まれるケースが多くなっている。以下、それについて述べよう。

②気分障害も改善する

インターバル速歩は、身体特性の改善のほかに心理的効果もある。図2-7は「うつ自己評価尺度（CES-D）」と呼ばれるアンケート調査票で、国際的に広く使われている。質問は、たとえば「一人ぼっちでさびしい」「悲しい」と感じる日が1週間で何日ありますか、といったもので、私たちが日常生活の中で普通に持つ感情である。全くないか1日なら0点、2日なら1点、3〜4日なら2点、5日以上なら3点で、20問あるから満点60点である。

この調査を松本市の700人余りの中高年者を対象にトレーニング前に実施した。その結果を図2-8上のパネルで示す。ほとんどの方は問題なしだったが、20%余りの方が15点以上で、中には40点、50点近く採る方もいる。そういう方に面談を行う。自殺する恐れがあるからだ。実際会ってみると、まずおっしゃるのが「不眠」である。たとえばトイレに行きたくなって夜中の3時ごろ目がさめる。そしてもう一度眠ろうとするが眠れない。自分の将来のこと、家族の将来のこと、いろんな心配事が頭を駆け巡って興奮して寝られなくなるのだ。だから昼寝をする、すると夜また寝られなくなる、という悪循環に陥っている。

1	ふだんは何でもないことが、わずらわしい	まったくないか1日・2日・3～4日・5日以上
2	食べたくないし、食欲が落ちた	まったくないか1日・2日・3～4日・5日以上
3	励ましてもらっても、気分は晴れない	まったくないか1日・2日・3～4日・5日以上
4	他の人と比べて、自分はいろいろな面で能力がないと 感じる	まったくないか1日・2日・3～4日・5日以上
5	物事に集中できない	まったくないか1日・2日・3～4日・5日以上
6	憂うつだ	まったくないか1日・2日・3～4日・5日以上
7	何をするのも面倒だ	まったくないか1日・2日・3～4日・5日以上
8	これから先のことを積極的に考えられない	まったくないか1日・2日・3～4日・5日以上
9	過去のことについてくよくよ考える	まったくないか1日・2日・3～4日・5日以上
10	何か恐ろしい気持ちがする	まったくないか1日・2日・3～4日・5日以上
11	なかなか眠れない	まったくないか1日・2日・3～4日・5日以上
12	生活について不満を感じて過ごしている	まったくないか1日・2日・3～4日・5日以上
13	ふだんより口数が少ない	まったくないか1日・2日・3～4日・5日以上
14	一人ぼっちで寂しい	まったくないか1日・2日・3～4日・5日以上
15	みんながよそよそしいと思う	まったくないか1日・2日・3～4日・5日以上
16	毎日が楽しくない	まったくないか1日・2日・3～4日・5日以上
17	急に泣き出すことがある	まったくないか1日・2日・3～4日・5日以上
18	悲しいと感じる	まったくないか1日・2日・3～4日・5日以上
19	みんなが自分を嫌っていると感じる	まったくないか1日・2日・3～4日・5日以上
20	仕事が手につかない	まったくないか1日・2日・3～4日・5日以上

※「まったくないか1日」を0点、「2日」を1点、「3～4日」を2点、「5日以上」を3点とし、20項目の合計点数を算出。16点以上は何らかのうつ傾向が見られると判定される（目安）。

図2-7　うつ自己評価尺度（CES-D）のアンケート表

この1週間のあなたの体や心の状態についてお聞きします。

上の20の文章を読んでください。今、あなたはこれらのことがらについて1週間のうちどの程度感じていますか？　当てはまる日数を○で囲んでください。

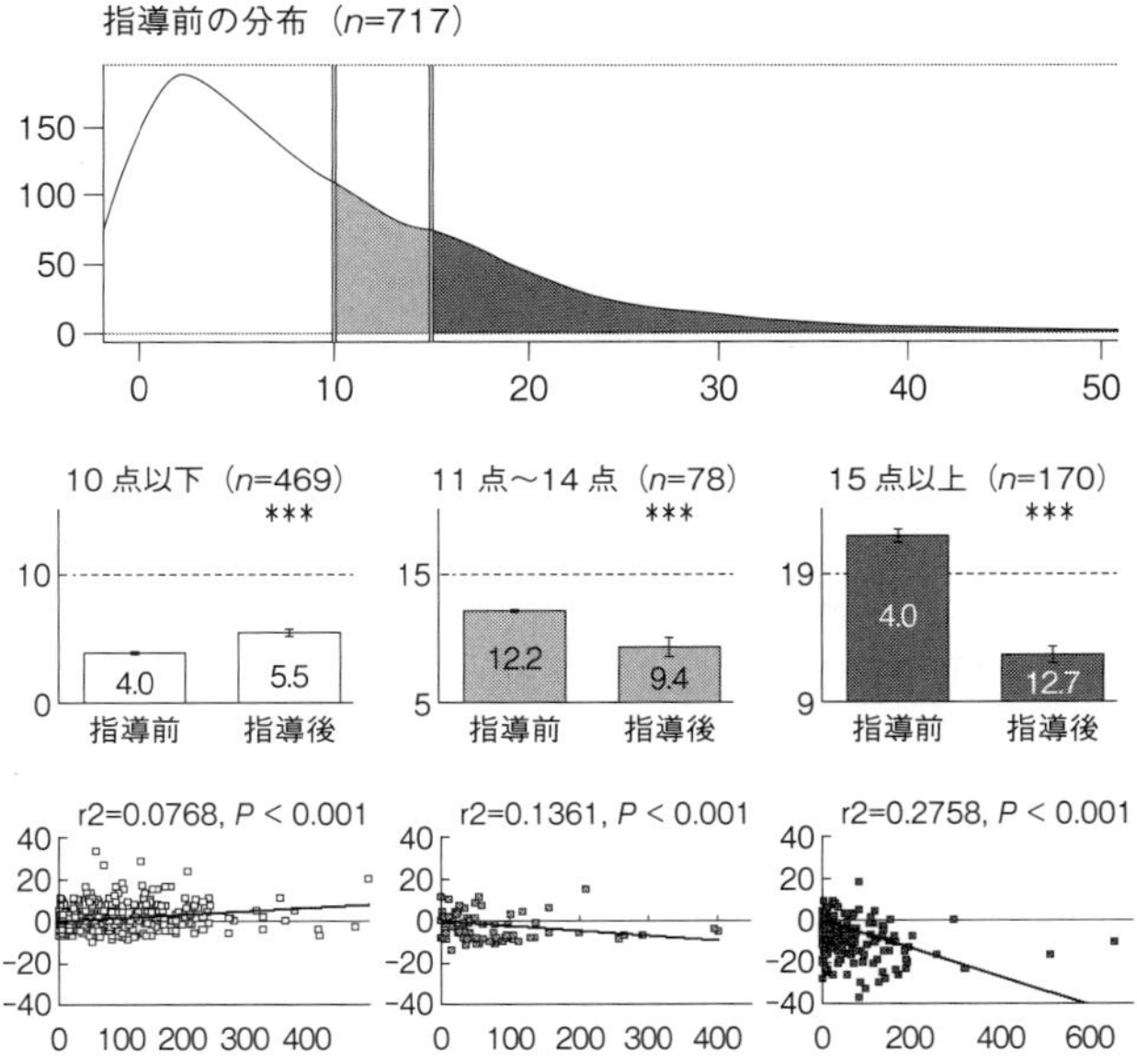

図2-8　うつ自己評価尺度（CES-D）の結果

中高年者717名を対象に5ヵ月間のインターバル速歩を実施し、その前後で評価した。トレーニング前の値にしたがって、10点以下、11～14点、15点以上の群に分けて、トレーニング前後の平均値を中段に棒グラフで示した。棒グラフの縦バーは標準誤差の範囲で、平均値の変動範囲を示す。

＊＊＊：トレーニング前に対して、$P<0.001$の危険率で、統計学的に有意な差があることを示す。10点以下の群で、若干ポイントが上昇しているのは、季節の影響と考えられる。

このうつ自己評価尺度の点数が16点以上になると健康保険適用になる。大きい病院に行くと、臨床心理士が治療に当たってくれる。あるいは、近くの開業医に行くと精神安定剤、睡眠導入剤などを処方してくれる。でも、そんなことしなくてもいい場合が多い。図2－8の右下パネルで示すように、インターバル速歩を5ヵ月間すれば、ほぼ正常レベルにまで回復するのだ。

さらに、インターバル速歩のストレス緩和効果の報告もある。ずいぶん前になるが、私たちの教室に所属していた看護師でもある大学院生の一人が、医療現場の看護師13名を対象に8ヵ月間のインターバル速歩トレーニングが心理状態に与える効果を検証した。

その結果、POMSと呼ばれる心理テストで「緊張－不安」指標が12%、「抑うつ」指標が13%、「怒り」指標が16%、「混乱」指標が12%と、それぞれ有意に減少し、逆に「活気」指標が15%上昇した。さらに、うつ自己評価尺度（CES－D）が50%も抑制された。その大学院生によると、それらの指標を反映するように職場の雰囲気が明るくなったそうだ。

このようにインターバル速歩によるうつ症状改善のメカニズムには、先に述べたミトコンドリア機能改善による脳細胞の慢性炎症反応の抑制がまず考えられる。実際、乳酸閾値以上のややきついと感じる運動によって最高酸素消費量が増加すると、血中の脳由来神経栄養因子（B

DNF：brain derived neurotrophic factor）が増加する、という報告がある。この因子は、脳の海馬、大脳皮質、大脳基底核という記憶、思考、不随意運動をつかさどる部位の神経細胞を活性化することが知られている。しかし、このBDNFが脳細胞の慢性炎症反応とどのように関連しているのか、その詳細はわかっていない。

③睡眠の質も改善する

うつ患者は不眠を訴えることが多い。私たちは、インターバル速歩の睡眠の質への効果を検証した。中高年者30名余りを対照群とインターバル速歩群の2つの群に分け、インターバル速歩群には5ヵ月間、先に述べたプログラムでトレーニングを実施し、もう片方の群は同期間、従来の生活を送るよう指示した。その前後で、睡眠の質と体力測定を実施した。睡眠の質は睡眠中の体動を光センサーによって非接触で測定した。

その結果、まずトレーニング前では、最高酸素消費量と睡眠時途中覚醒回数及び時間の間に有意な逆相関を認め、体力のある人ほど朝まで中断なく寝ている結果を得た。また、5ヵ月のトレーニング後の睡眠効率（睡眠時間／寝床に入っている時間）はインターバル速歩群では最高酸素消費量の向上とともに改善したが、対照群では改善しなかった。これらの結果は、体力の向上が睡眠の質を改善することを示唆している。

私は、そのメカニズムの効果は加齢によって乱れる日内リズムの回復も一因と考える。「時計遺伝子」という語を聞いたことがあるだろうか。この遺伝子は、私たちの一つ一つの細胞に存在し、細胞内のさまざまな遺伝子活性の日内リズム形成をつかさどっている。

でも、それぞれの細胞が勝手にリズムを持って働いていては、体全体の機能を維持するのに困るので、それを統合する、いわばオーケストラの指揮者のような「マスター時計遺伝子」が脳の視交叉上核《しこうさ》という部位にある。ここから発せられる神経やホルモンの信号によって、体全体の細胞が同調して機能しているのだ。

その中でも、最もよく知られている生体現象が体温の日内リズムである。体温は明け方が最も低く、夕方が最も高いことはよく知られている。

この視交叉上核のマスター時計遺伝子の統合機能は、加齢によって劣化するといわれている。そのため、年をとると睡眠状態に入ろうとしても、体全体のそれぞれの細胞の時計遺伝子が同調できない、というわけだ。それが夜間の眠りを妨げる原因の一つと考えられる。

ところが、加齢によって機能低下を起こしたマスター時計遺伝子も、外界の刺激によって一時的にリズムを取り戻すことが知られている。

よく知られているのが光刺激である。朝起きたら、まずカーテンを開けて、目から日光の刺激を入れる。すると、それがマスター時計遺伝子にリズムのリセットをかける。「さあ、朝だよ、起きろ」というわけだ。

それと同様、食事や運動もマスター時計遺伝子をリセットするための強い刺激になることが知られている。

したがって、インターバル速歩を屋外で1日の決められた時刻に行い、それを基準に、食事などの生活リズムを整えれば、加齢によって衰えるマスター時計遺伝子の機能を補償できると考えられる。

では、そもそもなぜ、加齢によってマスター時計遺伝子の機能が劣化するのか。それはまず、老化遺伝子の作用による先天的な要因と考えられるだろうが、生活習慣の乱れによる（脳の慢性炎症など）後天的な要因も考えられないだろうか。インターバル速歩による最高酸素消費量の増加が、後者を改善することで日内リズムを回復し、一時的ではなく継続的に睡眠効率を改善するのではないか、と考えている。

④認知機能も改善する

さらに、私たちはインターバル速歩トレーニングの認知機能に及ぼす効果についても検討した。対象は秋田県由利本荘市《ゆりほんじょうし》の65歳以上の中高年の皆さんである。由利本荘市は最近、インターバル速歩を導入し、市をあげてその普及に尽力していただいている。その過程で「他の市町村でまだ実施していない研究を」という当時の副市長さんの希望で、本研究テーマを実施した。

本研究に応募していただいた市民200名を、対照群とインターバル速歩群とに100名ずつに分け、5ヵ月間の介入を行った。その前後に、後で述べる3段階ステップアップ歩行による最高酸素消費量と、浦上式認知機能テスト（認知症を見つけるための、質問を用いたスクリーニングテスト）をPC端末用にアレンジしたプログラムによって認知機能を測定した。

その結果、5ヵ月後に、インターバル速歩群で最高酸素消費量が3%、認知機能が4%向上したのに比べ、対照群ではそれぞれ2%、7%低下した。また、それぞれの群で約20%が軽度認知障害（MCI）と診断されたが、彼らに絞って解析すると、インターバル速歩群では最高酸素消費量が6%、認知機能が34%とそれぞれ有意に改善したのに比べ、対照群では、それぞれ0・4%、12%低下し、トレーニング前に比べ有意な改善を認めなかった。

これらの結果は、加齢による認知機能の低下の主な原因が体力（最高酸素消費量）であることを示唆する。

最近、最高酸素消費量増加が認知機能を改善することに、脳血流の改善の関与が指摘されている。たとえば、米国カンザス大学の研究者が、アルツハイマー病の患者76名（平均年齢74歳）を対象に持久性運動トレーニングを26週間実施したケースで、最高酸素消費量の増加に比例して脳血流量が改善し症状が改善することを報告した。そのメカニズムについて、従来から一般高齢者を対象に数週間の自転車運動によって頸動脈のコンプライアンス（やわらかさ）が改善することは報告されていたので、それに伴って脳血流量が改善したと考えられる。

さらに、後で詳細を述べるが、私たちは、自転車を用いた持久性運動トレーニングに乳製品摂取を併用すれば、運動による頸動脈コンプライアンスの改善が亢進することを明らかにした。また、その亢進効果が、5ヵ月間のインターバル速歩トレーニング中に乳製品を摂取することによっても起きることを確認した。

そこで、私たちは現在、インターバル速歩中に乳製品を摂取すれば、脳血流量がより増加し、認知機能がより改善できるという作業仮説を立て、研究を進めている。

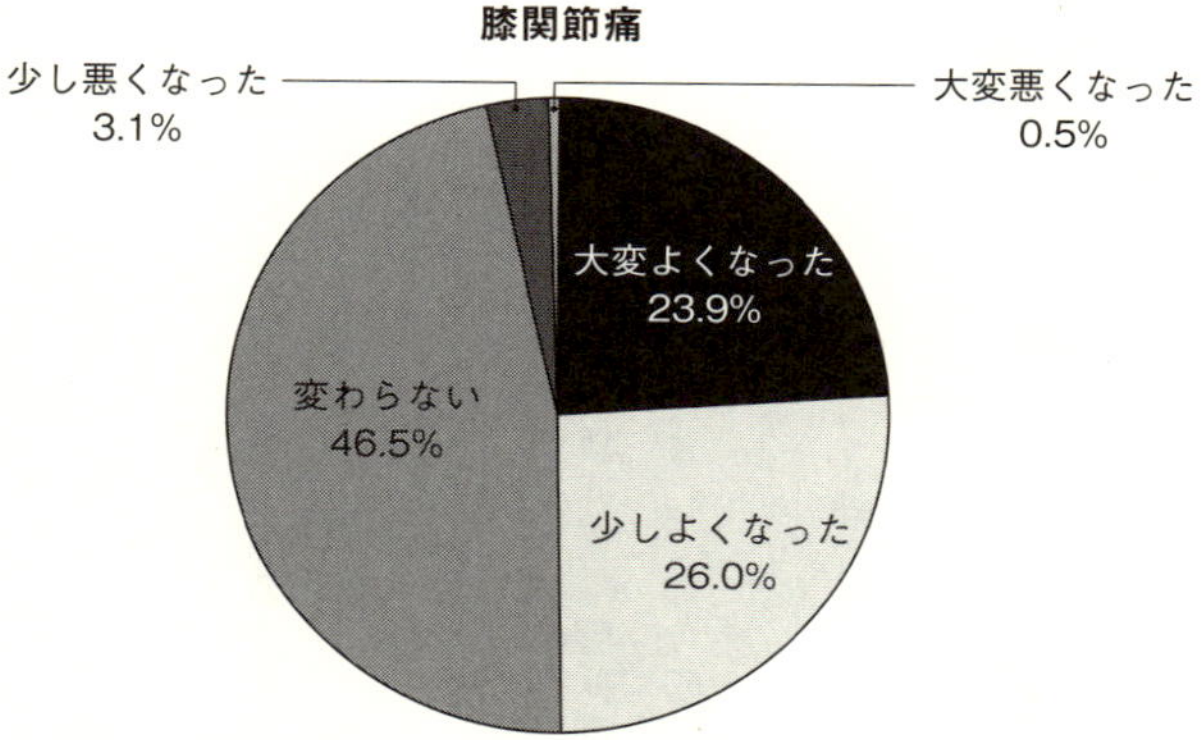

図2-9　中高年者946名を対象に、5ヵ月間のインターバル速歩の膝関節痛への効果を検証した。腰、肩・首についてもほぼ同様の結果が得られている。

⑤関節痛も改善する

さらにインターバル速歩は、変形性関節症の症状を改善することが明らかになっている。図2-9を見ていただきたい。5ヵ月間のインターバル速歩で膝関節痛が、大変良くなった、少し良くなったと答えた人が全体の50％にのぼる。一方悪くなった人は4％以下にすぎない。体験者の声として「今まで正座ができなかったができるようになった」「以前日本舞踊をやっていて膝痛のためにあきらめていたが、それができるようになった」などがあった。

この関節痛改善原因はまだよくわかっていないが、私の友人の整形外科医によると、変形性関節症は関節軟骨の磨耗によって引き起こされるが、そのような症状は、日常生活で農業従事者のように同じ姿勢で仕事をしている人に多く、一部の関節軟骨面で体重を支える傾向が高いとされる。体重の重い人ならなおさらである。一方、やり方の詳細は後で述べるが、インターバル速歩のような直立姿勢をとると体重を支える関節面が変わって痛みを感じにくくなるのではないか、という考えがある。あるいは、インターバル速歩を行うと下肢を中心とした筋力が向上するが、それによって関節の支持組織が補強され関節の動揺が抑えられるからではないか、という考えがある。

また、麻酔科でペインクリニックを専門としている友人は、それは「思い込み回路」の切断に原因があるのかもしれない、という。たとえば、慢性関節痛を患っている人は、いつも痛みのことを気にかけて、それを避けることばかりを考えている。こんなことをすれば痛みが悪化するんじゃないか、やめよう、といった具合である。

そんな人が、思い切って、インターバル速歩をやってみる。その結果、意外と痛くなかった、という体験をしたとする。そうすると、それが思い込み回路の切断になって、痛みの軽減につながるというのだ。ちょうど、母親の前で子供が転んだとき、子供が泣きそうな顔を見た母親が「痛いの、痛いの、飛んでけー」というと子供が泣き止むが、それに似ている。私の友人は「患者が私の顔を見るだけで痛みがなくなるのが究極の医者で、私はそれを目指す」といっている。

⑥骨粗鬆症も改善する

骨はいったん形成されるとそのまま維持されるのではなく、骨芽細胞による骨形成と破骨細胞による骨吸収が行われ、前者が後者より優勢になると骨が太くなり、逆の場合は骨が細くなったりもろくなったりする。高齢者で特に問題になるのが「骨粗鬆症」で、骨の構成成分であるタンパク質成分と無機成分の比率が正常骨と変わらないのに、骨量が減少していくという特徴がある。主な原因は加齢による骨形成低下だが、女性では特に閉経期以降骨吸収が亢進して症状が悪化する場合が多い。このような骨粗鬆症によって、腰痛や骨折（脊椎の変形および圧迫骨折、大腿骨頸部骨折、橈骨《とうこつ》骨折）が起こる。我が国では脳血管障害についで、腰痛や大腿骨骨折が寝たきり老人の原因となっている。

では実際、50歳以降に、どれくらいの速度で腰椎、大腿骨の骨密度が低下していくのだろうか。私たちは「松本市熟年体育大学事業」に参加されている50歳以上の男性105名、女性241名を対象に、二重エネルギーX線吸収法（DEXA法）で年齢横断的に調べた。その結果、女性では50歳台前半の値に比べ70歳台前半には、第2－4腰椎、大腿骨頸部で、それぞれ

8％、13％まで直線的に低下したが、男性ではどちらの部位も年齢による有意な低下を認めなかった。すなわち、女性の方が男性に比べて圧倒的に骨粗鬆症のリスクが高いのだ。

次に、私たちは50歳以上の女性119名（平均年齢68歳）を対象に6ヵ月間のインターバル速歩トレーニングを行い、その前後でDEXA法による骨密度測定を行った。その結果、骨密度がトレーニング前の値に比べ、第2‐4腰椎で0・9、大腿骨頸部で1・0％それぞれ有意に増加した。すなわち、先の年齢横断的な研究結果から年間の骨密度の低下率が腰椎で0・4％、大腿骨頸部で0・6％だから、それぞれ骨年齢が2歳程度若返ったことになる。

なぜ、インターバル速歩によって骨密度が上昇したのか。

私たちは、骨に対する力学的ストレスを考えている。一般的に、力学的ストレスが大きいほど骨密度増加は大きい。たとえば、ボディビルダーやウェイトリフターは骨密度が高い。

次に、静的負荷や徐々に加わる力学的ストレスよりも、短時間で負荷される力（すなわち高い力積）を持つ力学的ストレスの方が、骨密度増加は大きい。たとえば、バレーボールやバスケットボールのような跳躍や瞬間的な体重移動を必要とするスポーツがこれに当たる。

最後に、負荷回数には骨密度を増加させるのに頭打ちレベルが存在することだ。たとえば、ランニングやオリエンテーリングなどは、歩数は多く、力学的ストレスの回数は他のスポーツに比べ圧倒的に多いが、その強さが小さいために、いくらその実施時間を増やしても顕著な骨密度増加は起こらない、ということだ。

さて、翻ってインターバル速歩による骨量増加のメカニズムを考えてみると、おそらく早歩きのときの力学的ストレスの影響が高いと考える。さらにその効果を向上させるには、平らなコースより坂道の方がよいだろう。そして、下りの坂道は、高い力積が骨にかかるので骨密度増加には有利に働くと考えられる。

2.3 インターバル速歩と炎症反応を引き起こす遺伝子

このように、インターバル速歩の「早歩き」のように、本人がややきついと感じる運動を実施すると、生活習慣病、うつ病、関節痛までが良くなる。また、認知機能改善についても述べたが、特に最近、運動による認知機能改善効果については注目されている。なぜ、このようなことが起こるのだろうか。

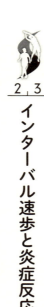

私たちは、その要因が先に述べたようにミトコンドリア機能の改善にあると考えている。すなわち、年をとると加齢現象によって筋萎縮が起こり、それがミトコンドリアの機能を劣化させ、中高年者特有の疾患を引き起こす。それに対し、インターバル速歩をすれば、それによって筋力、持久力が向上し、ミトコンドリアの機能が改善して、それらの症状が改善するのだ。

では、実際に遺伝子レベルでそのようなことが起こっているのだろうか。それについて、私の友人である信州大学特任教授の谷口俊一郎先生らの研究グループが、インターバル速歩が炎症関連遺伝子活性に与える効果を検証した。彼らは遺伝子活性を評価するのにＤＮＡ（deoxyribonucleic acid）のメチル化を測定した。メチル化というのは、ＤＮＡの一つの塩基にメチル基（CH_3）が結合すると、そのタンパク質発現への翻訳がしにくくなるという事実に基づいている（図２-10）。したがって、遺伝子のメチル化は、遺伝子がさびた、お化粧した、と形容される。すなわち、５ヵ月間のインターバル速歩前後に目標とする遺伝子のメチル化あるいは脱メチル化を測定すれば、インターバル速歩によってその遺伝子が不活性化したのか、活性化したのかが、評価できる。

その結果、彼らは、図２-11で示すように、５ヵ月間のインターバル速歩によって、NFκB2と呼ばれる炎症反応を引き起こすキー遺伝子の遺伝子読み取り開始部位（プロモーター領域）

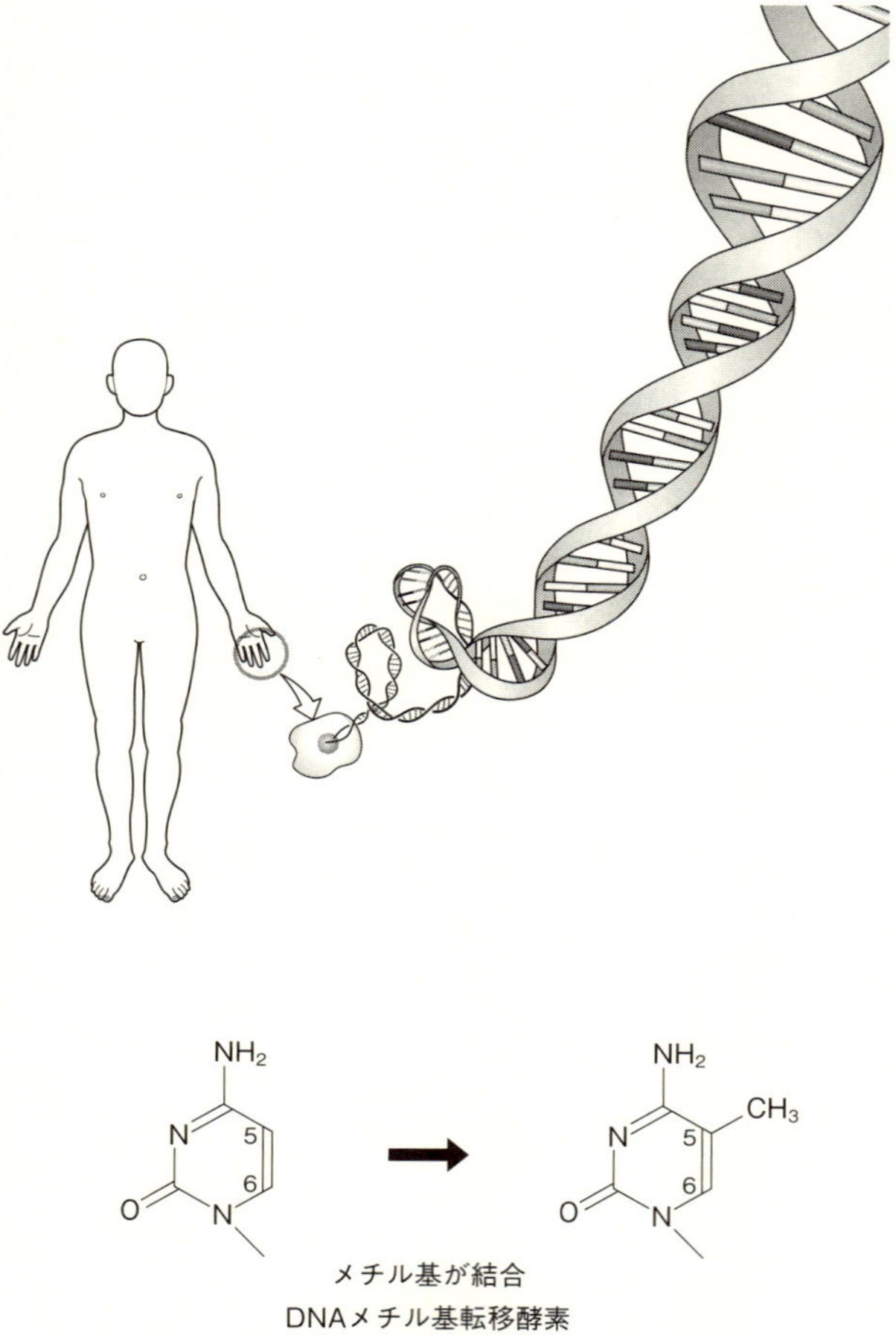

図2-10　遺伝子のメチレーション（メチル化）反応
メチル化は「さびた」「お化粧した」と形容される。

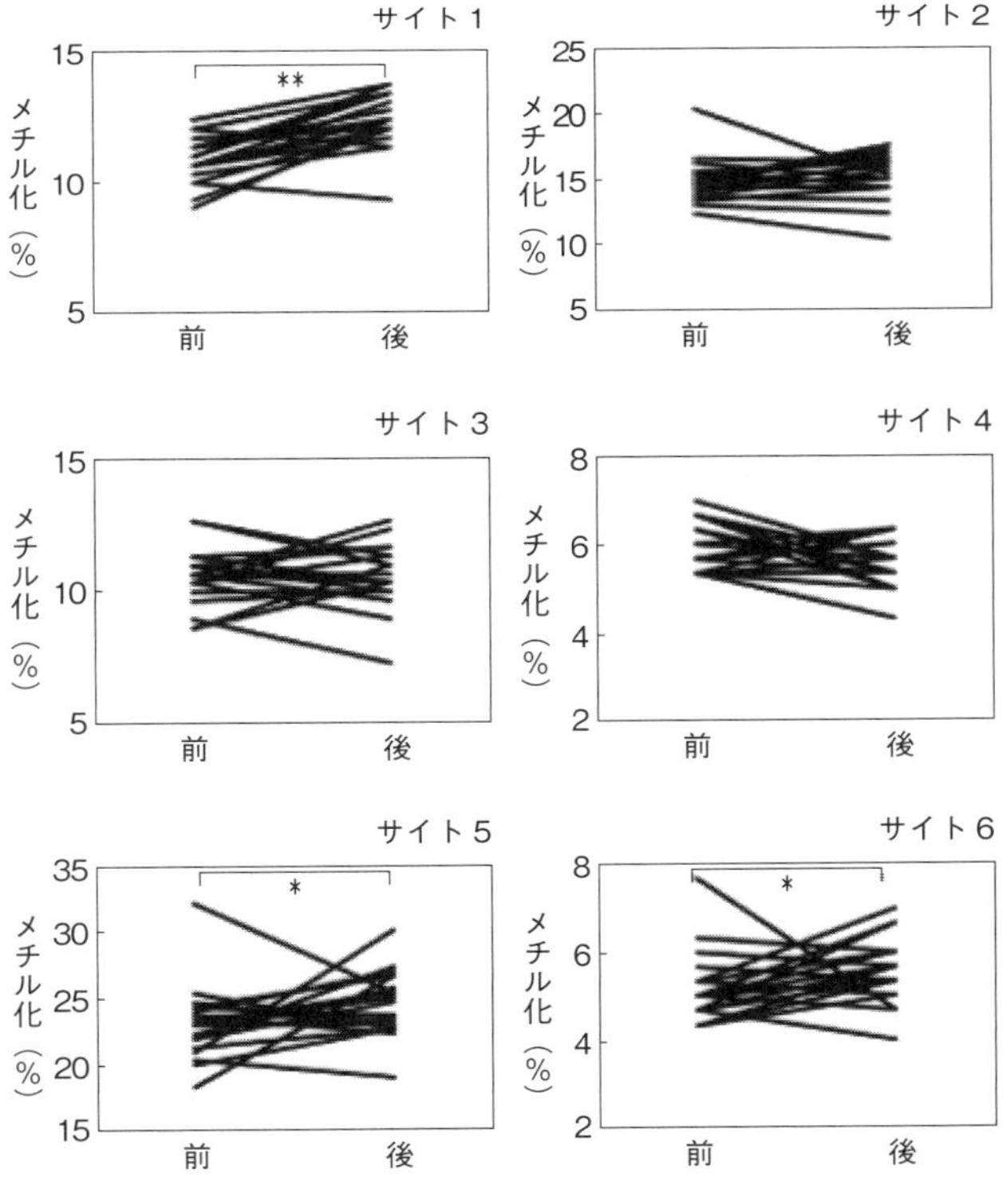

図2-11　中高年者20名について、5ヵ月間のインターバル速歩介入前後のNFκB2遺伝子のプロモーター領域の6サイトのメチル化。サイト1、5、6で有意にメチル化が亢進した。

*、**：トレーニング前に対して、それぞれ$P<0.05$、$P<0.01$の危険率で、統計学的に有意な差があることを示す。

の6つのサイトのうち3つで有意なメチル化が起こることを明らかにした。それに加え、彼らは「パスウェイ解析」という、遺伝子活性の網羅的解析によって、その他の炎症反応促進遺伝子群のメチル化（不活性化）が起こり、炎症反応抑制遺伝子群の脱メチル化（活性化）が起こることも明らかにした。一方、インターバル速歩を行わなかった対照群ではこのような変化は起こらなかった。これらの結果は、インターバル速歩によって慢性炎症反応が抑制されたことを示唆する。

以上をまとめると、加齢による体力の低下はミトコンドリア活性を低下させ、その結果生じる活性酸素は細胞や組織を傷つける。それに反応して炎症が起き、その炎症が生活習慣病、うつ病を引き起こす可能性が指摘されている。これに対し、インターバル速歩は、体内の酸素の流れをスムーズにし、ミトコンドリア機能を活性化し、活性酸素を産生しにくくする。これらの反応によって慢性炎症反応が抑制され、これらの疾患の症状を改善すると考えられる。

2-4 さあ、インターバル速歩をやってみよう

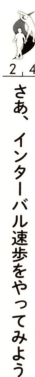

インターバル速歩のやり方

前置きがずいぶん長くなったが、いよいよインターバル速歩のやり方とその根拠を述べよう。やり方については「たったこれだけ？」と拍子抜けされるかもしれないが、実はここまでくるのに10年以上かかっている。

（1）まず、図２-12に示すように、服装は軽い運動ができる程度のもので、靴は底が柔らかく曲がりやすく、踵《かかと》にクッション性のあるものを選ぶ。

（2）数分間の下半身を中心とした軽いストレッチ（図２-13参照）を行った後、視線は25ｍ程度前方に向け、背筋を伸ばした姿勢を保つ。

（3）足の踏み出しはできるだけ大股になるように行い、踵から着地する。慣れないうちは、1、2、3とカウントして、3歩目を大きく踏み出すようにする。この際、腕を直角に曲げ前後に大きく振ると大股になりやすい。

（4）速歩のスピードは個人が「ややきつい」と感じる運動である。すなわち、5分間歩いていると息が弾み、動悸がし、10分間歩いていると少し汗ばむが、もし、友人と歩いてい

歩き方の基本

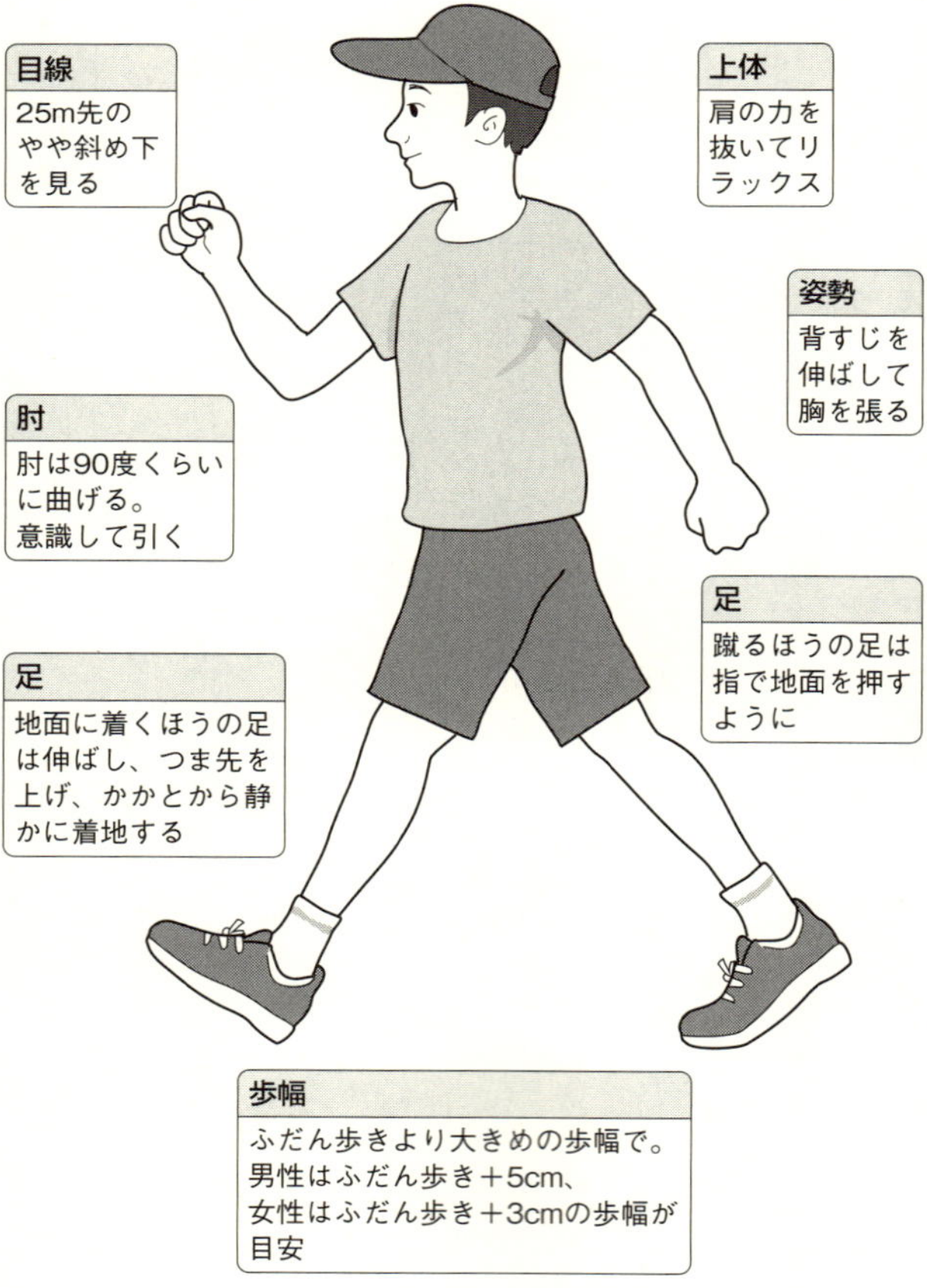

図2-12　インターバル速歩のフォーム

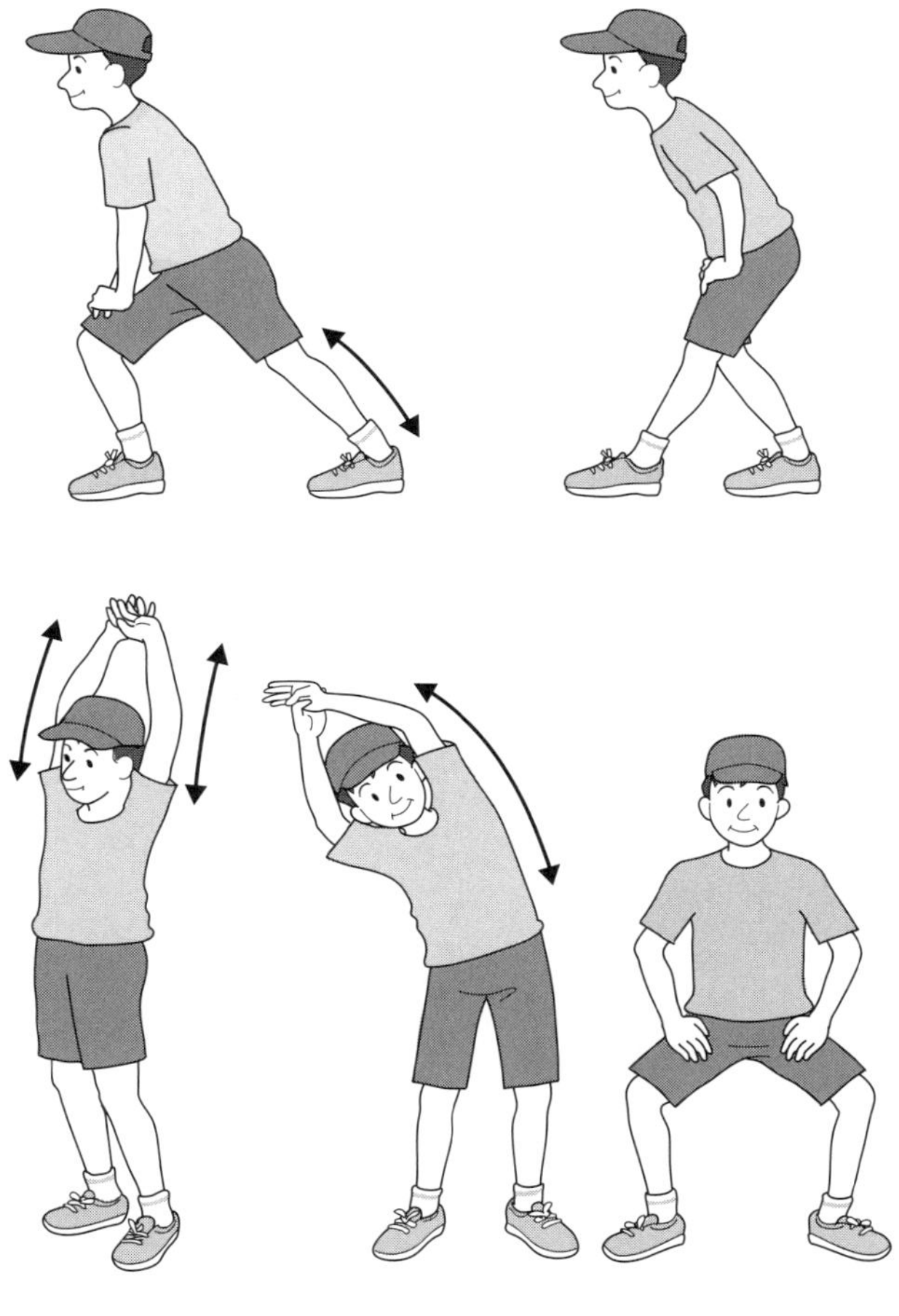

図2-13　ウォーキング前後に行いたいストレッチ

るのなら軽い会話ができる程度、15分間歩いていると脛《すね》に軽い痛みを感じる程度を目安とする。

(5) 速歩の時間は3分間を基準とするが、これは、大部分の人が、これ以上の継続を困難と感じるからだ。したがって、3分間の速歩の後に3分間のゆっくり歩きを挟むと、また速歩をしよう、という気分になる。また、時計で正確に時間を測定しなくても、電柱などウォーキングコースの適当な目印にしたがって自分で設定してもよい。この速歩3分とゆっくり歩き3分のセットを、1日5セット(速歩が計15分とゆっくり歩き計15分)以上、週4日以上を繰り返すことを目標とするが、この基準量を、1日の通勤、買い物の行き帰りと分けて実施してもいいし、週末にまとめて実施してもよい。要するに週合計早歩き時間が60分以上となるが、これを5ヵ月間行えば先に述べた効果が得られる。

インターバル速歩のやり方の根拠

インターバル速歩のやり方を要約すると、「視線は25m程度前方」に向け、「背筋を伸ばした姿勢」を保ち、足の踏み出しはできるだけ「大股」になるように行い「踵から着地」する。その際、「腕を直角に曲げ前後に大きく振る」と大股になりやすい、である。ここでは、これらのやり方の根拠を述べる。

まず、なぜ25ｍの前方を見るかだが、早足で歩いているので、前方の電柱などの障害物にぶつからないため、と考える方もおられると思う。しかしそれよりも背筋を伸ばしてもらうことが目的だ。これによって、大股で歩いたときの、前方への体重移動が容易になる。

次に、なぜ大股で歩くのかだが、こうすることによって、臀部《でんぶ》から下肢に至るまで多くの、それも大きい筋群が運動に参加するからである。すなわち、臀部と下肢の筋群だけで全体重の１／３に相当するので、主に下肢だけを動かす、たとえば、ランニング、サイクリング、そして体力の低い中高年者ではウォーキング（速歩）でさえ、代謝量が安静時の最大５〜８倍にまで上昇し、その人の体力の最大値に達してしまうのだ。すなわち、大股で歩くことは、下半身で多くの糖質・脂肪を燃やす手段なのだ。

さらに、なぜ踵から着地するのかだが、その一つの理由は、大股で歩くときは、どうしても大きく前へ踏み出した足への体重移動が遅れるから踵から着地せざるを得ないのだ。だから、踵から着地を「意識すれば」自然と大股になるというわけだ。

一方、踵から着地することで、踵が衝撃を受けてしまい損傷することを懸念される読者もおられるかもしれない。しかし、体重をすばやく前足に移動するようにすれば、それは十分防げるだろう。

また、高齢になると脛の筋肉が衰えて、つま先が下がり、つまずいて転倒してしまうことが多いが、大股で歩いて踵から着地しようとすることによって、つま先をおのずと上げようとするからつまずくことはないし、その調子でインターバル速歩をすれば脛の筋肉が鍛えられ将来の転倒の予防になる。

最後に、なぜ腕を直角に曲げ、前後に大きく振るのかだが、それは歩行中の体の軸が回転しないように補償するためだ。たとえば、左足を大きく前に踏み出し、右足が後ろに残った場合、それと逆に、左腕を後ろ、右腕を前に振ることで、腰の回転が最小限に抑えられる。これによって、腰に負担を掛けることなく、安定して大股で歩くことができるのだ。

このように、インターバル速歩のフォームは、「ややきつい」と感じる早足を長時間、安全に実施するための工夫なのだ。

余談だが「このような歩き方って、他人から見てどうなの」と奇異な目で見られることを不安に思われる方も心配ご無用だ。颯爽《さっそう》としていて10歳ぐらい若返って見られること請け合いである。

2011年、インターバル速歩は「The New York Times Magazine」で紹介され、それが朝日新聞のGlobeに翻訳記事として掲載された。そのとき翻訳を担当したニューヨーク在住の女性が「ニューヨーカーはいつもインターバル速歩をしている。彼らはダラダラ歩きをしない。歩くときは早足、そして、ブロックごとに信号で立ち止まる。それは、まさにインターバル速歩みたいだ」と記事の感想を述べていた。

これを読んだとき私は、かつて留学中にマンハッタンのビジネス街で見たミンクのコートを着てスニーカーを履いてショルダーバッグを肩からタスキ掛けにして闊歩《かっぽ》する米国女性の姿を思い出した。このような女性が増えれば日本はもっと元気になると思う。

インターバル速歩のやり方でよく受ける質問

実際にインターバル速歩をやってみようとして疑問が出てきたり、より効果を出したいという方からよく質問を受ける。ここでは、それを紹介して、インターバル速歩を理解していただければと思う。

Q1　1日のうち、どの時間帯がよいか

教科書によれば、インターバル速歩に限らず、運動トレーニングを実施するのはレイト・アフタヌーン、すなわち、午後3時から6時ぐらいがベストとされる。その理由は、筋肉が最も柔らかくなっており、肉離れなどの怪我が起こりにくいからだ。したがって、それ以外の時間帯にインターバル速歩を実施する場合は、その前にストレッチ、特に下半身のストレッチを十分するとよい。そのやり方は図2-13を参考にしてほしい。また、このようなストレッチを運動後に行うと、筋肉痛の予防にも役立つ。

Q2　膝痛、腰痛がある場合は、やらない方がよいのか

インターバル速歩は、関節軟骨の磨耗による変形性関節症の症状を改善する効果があるので、できれば実施する方がよい。運動しないと筋肉の萎縮が進み症状が悪化するからだ。目安は「症状が悪化しなければ」継続する、ということだ。もし症状が悪化すれば、少し早歩きの速度を落とすとか、継続時間を短くするなどして、自分に合った適当なやり方を探りあてるか、最悪しばらく休むのもよい。あるいは、ストックを持ってインターバル速歩を実施するの

もよい。あるいは、症状がよくなるまでしばらくの間、ジムで自転車エルゴメータを使用した運動をしたり、後で述べる「水中インターバル速歩」をするのもおすすめだ。それらによって、症状が改善すれば、陸上でのインターバル速歩を再開すればよい。

Q3　1日30分の連続時間が取れない場合は、どうすればよいか

インターバル速歩は連続して実施する必要はない。たとえば、朝10分、昼10分、夕方（夜）10分とバラバラに実施してもよい。また、早歩き、ゆっくり歩きを3分間隔で繰り返さなくても、たとえば、2分間隔、5分間隔と自分に合ったやり方を見つけるのもよい。要するに、早歩きの1日の合計が15分になればよいのだ。

Q4　1週間4日はなかなか時間が取れない場合は、どうしたらよいか

平日が忙しくて時間が取れない人は、週末にまとめて実施しても問題はない。たとえば、土曜日早歩き30分、日曜日早歩き30分といった具合だ。要するに、一週間の早歩きの合計が60分以上になればよい。

Q5　ウォーキングではなく走ってもよいのか

インターバル速歩の早歩きは、その強度が個人の最大体力の70％以上に相当することを前提としている。したがって、体力の高い人は早歩きではそのレベルに達しない。そのような方は、ジョギングやトレイル・ランニングでもよい。要するに、個人の最高酸素消費量の70％以上の運動を週に60分以上実施すればよいのだ。したがって、テニスでも、バスケットボールなどの競技スポーツでもよい。運動の形態にはこだわらない。

では、なぜ、私たちはインターバル速歩にこだわるのか。その理由は、一人でできる、特別な道具が要らない、ほとんどの中高年者では早歩きによって最大体力の70％以上のレベルに達してしまう、その際の運動エネルギーを正確に測定できる装置の開発に成功した、などである。

Q6　専用の活動量計や遠隔型個別運動処方システムを持たない場合は、効果の確認はできないのか

専用の測定機器がなくても、以下に示す方法で効果を確認できる。表1-2で示した「やや

きつい」運動をストップウォッチで測定し、巻末の【付表】をコピーするなどして記入する。そして、１週間あたりの早歩きの合計時間が60分以上に達しているかを確認する。さらに、数ヵ月に一度、たとえば、近くの里山登山に挑戦し、体力向上を確認する。時間が10％短縮できれば、10％体力が向上したことになるのだ。

Q7　インターバル速歩中に、体調を崩すなど事故はないか

なんらかの基礎疾患を持っている方は、インターバル速歩を開始する際には、かかりつけ医に相談してほしい。しかし、これまで７３００人の中高年者を対象にインターバル速歩を処方してきたが、心筋梗塞などの事故は経験していない。その理由は、途中にゆっくり歩きが入るので、その間、本人がその日の体調を客観的に診断できるから、と考えている。ジョギングなどではランナーズハイのような高揚感を感じたり、誰かが一緒だと「遅れまい」といった気持ちになって、どうしても無理をしてしまいがちになる。一方、インターバル速歩には、それがないと考える。

コラム2 「一日一万歩」はなぜ推奨されてきたのか!?

ここまで、個人が「ややきつい」と感じる速歩を1日15分以上、週4日以上実施することが必要で、「楽な」普通歩行をたとえ1日1万歩実施してもその効果がほとんど期待できない、と述べてきた。それでも、読者の中には「なかなか信じられない！　私は1日1万歩を信じてこれまで真面目に日々ウォーキングをやってきたのに……」とお嘆きの方もおられるかもしれない。そこで最近、信州大学医学系研究科スポーツ医科学教室の増木静江教授らのグループが米国のメイヨー・クリニック紀要（2019）に発表した論文の内容を紹介しよう。誰もが納得の最新情報である。

『増木教授らは679名の中高年者（男性196名、女性483名、平均年齢65歳）を対象にインターバル速歩を5ヵ月間実施し、その前後に体力（最高酸素消費量）と生活習慣病の症状を評価した。インターバル速歩とは個人の最大体力の70％以上に相当する本人が「ややきつい」と感じる早歩きと40％程度の「楽な」普通歩きを3分間ずつ交互に繰り返すウォーキング方法だ。これを1日30分、週4日以上繰り返すように指導した。その際、平日忙しくて実施する時間がない方は週末にまとめてやってもよく、要するに早歩きの週合計が60分以上になるように指導した。

その結果、５ヵ月間のトレーニング中、指導どおり早歩きと普通歩きを半々やった方、ほとんど普通歩きをせずに早歩きばかりやった方、そして、その逆の方もおられた。でも、興味深いことに途中で脱落した方はほとんどおられず95％以上の方が５ヵ月間のプログラムを完遂したのだ。その詳細は後でお話しよう。

さて、増木教授らは、まず、参加者を、各個人の５ヵ月間の週平均早歩き時間（A）、週平均普通歩き時間（B）、週平均総歩行時間（C）に基づいて小グループに分けた。そして、各グループについてトレーニング前からの体力の変化量を求めた。その結果、図２−14Aからわかるように週平均早歩き時間が50分まではそれに比例して体力が向上したが、それ以上早歩きをしても効果はなかった。すなわち、頭打ちになるのだ。この際、週平均早歩き時間が10分まではマイナスの値になっているが、これはそのレベル以下の早歩きでは「加齢による体力の低下」を食い止められないことを意味する。一方、図２−14Bをみると、いくら長時間普通歩きをしても体力が向上していない。図２−14Cの週平均総歩行時間も同様だ。また、図２−14B、Cで、週平均早歩き時間、週平均総歩行時間がほぼゼロでも体力が

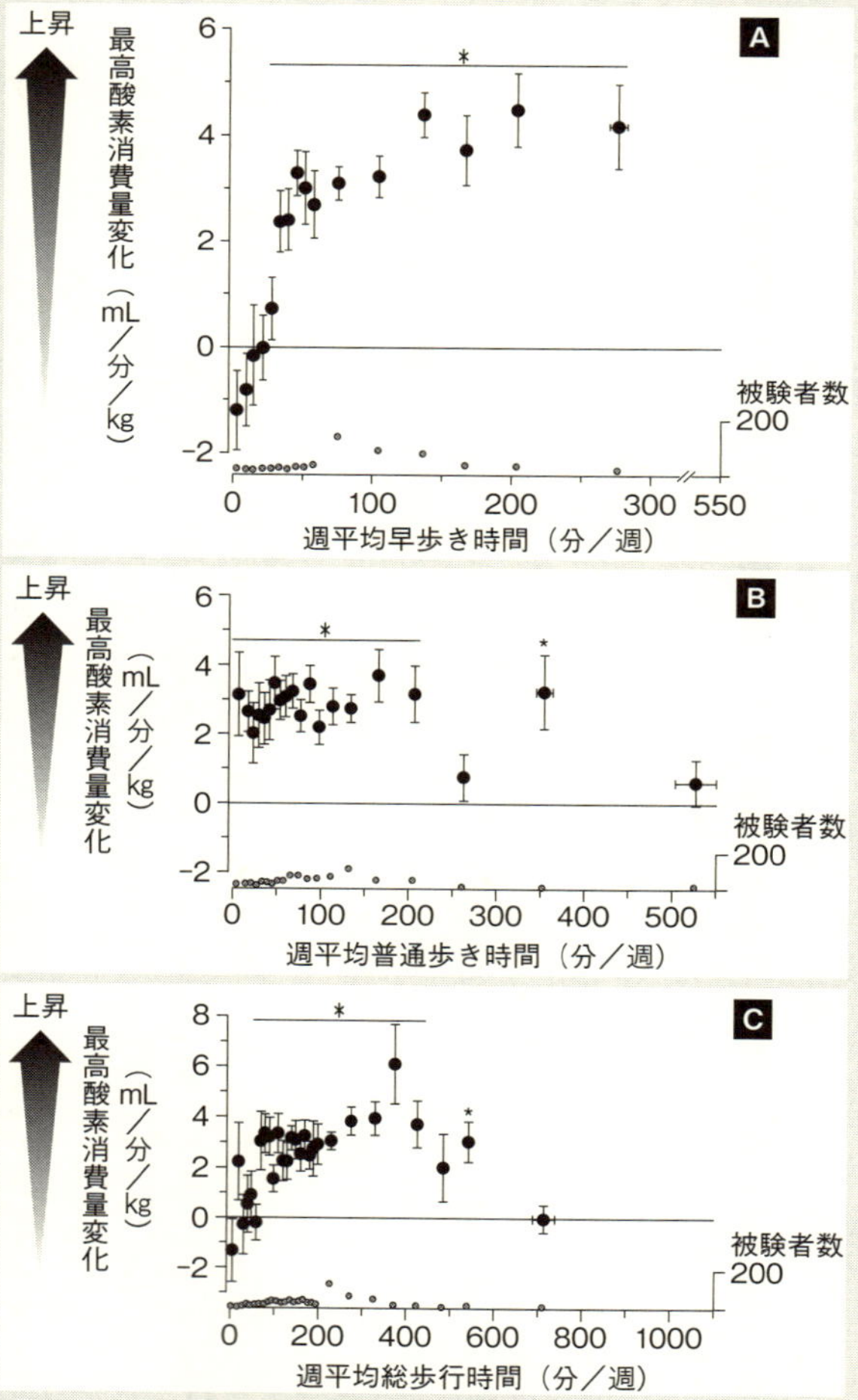

5ヵ月間のトレーニング量

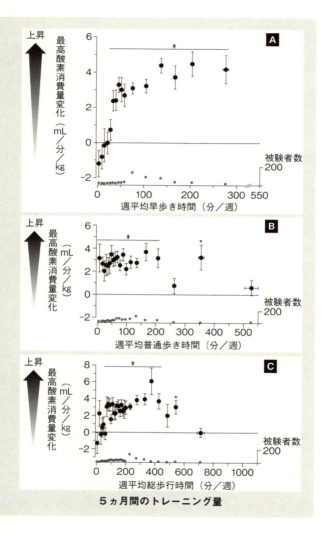

向上している理由は、そのグループに属する方のほとんどが普通歩きをせず早歩きだけをやっていたからだ。このことから、体力を向上させるのは早歩きを何分やったかに依存し、いくら長時間普通歩きをやっても（何歩歩いても）ほとんど効果がない、ということになる。さらに、早歩きも週合計50分歩けば十分だ、ということもわかった。

では、このように早歩きを実施し体力が向上したら、どんなメリットがあるのだろうか。図2-15は、図2-14と同様、週平均早歩き時間（A）、週平均普通歩き時間（B）、週平均総歩行時間（C）に対する生活習慣病指標をトレーニング前値からの変化量で示したものだ。生活習慣病指標とは高血圧症、高血糖症、肥満症、異常脂質血症のいずれかの診断基準を満たせば1点を加算するものだ。したがって満点

図2-14　5ヵ月間の週平均早歩き時間（A)、週平均普通歩き時間（B)、週平均総歩行時間（C）と最高酸素消費量（体力）との関係

週平均早歩き時間については、60分までは6分間ずつ、180分までは約30分間ずつ、240分までは60分間ずつ，それ以上は1つの小グループに分けた。同様に、週平均普通時間については、180分までは週平均早歩き時間と同様だが、400分までは約60分間ずつ、それ以上は1つの小グループに分けた。週平均総歩行時間については、200分までは10分間ずつ、500分までは50分間ずつ、600分までは100分間ずつ、それ以上は1つの小グループに分けた。●とバーは各小グループにおける最高酸素消費量（体力）変化をそれぞれ平均値と標準誤差で表す。標準誤差とは平均値の変動範囲を意味する。●は各小グループの人数を表す。＊は最高酸素消費量がトレーニング前の値に比べ5％以下の危険率で統計的に有意差があることを示す。

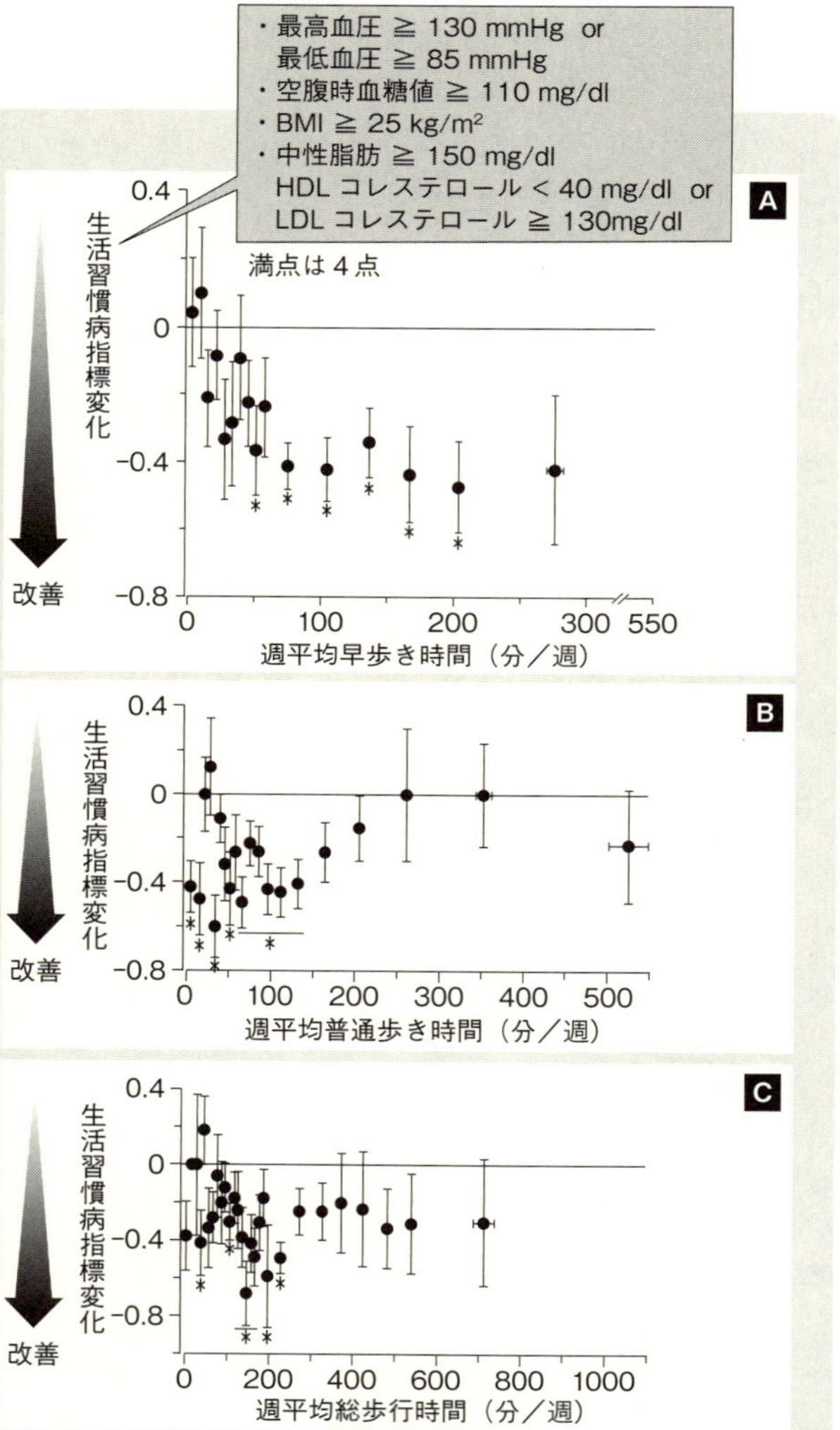

5ヵ月間のトレーニング量

は4点になる。その結果、ちょうど週平均早歩き時間が50分までは、それに比例して生活習慣病の症状が改善したが、それ以上やってもそれらの症状が改善しないことがわかる。一方、週平均普通歩き時間、週平均総歩行時間がいくら長くても生活習慣病の症状はほとんど改善しない。すなわち、生活習慣病を改善するのは、早歩きを何分間やったか、その結果、体力がどれほど向上したかに依存し、いくら長時間普通歩きをやってもほとんど効果がない、ということになる。

では、なぜ今まで「1日1万歩を目標に」といわれてきたのだろうか。その理由は以下の3つだ。これまで現場で、個人の体力を「精度よく」測定できる簡便なプロトコールがなかったこと。これまで現場で、運動中の強度が個人の目標値に達していることを「簡単に」測定できる測定器がなかったこと。この2点の課題を克服して、これまで現場で「大勢の」中高年者を対象に各個人の最大体力の70%以上に相当する「ややきつい」と感じる運動の効果を実証した研究がなかったこと、だったのだ。』

図2-15　5ヵ月間の週平均早歩き時間（A）、週平均普通歩き時間（B）、週平均総歩行時間（C）と生活習慣病指標との関係
小グループの分け方、それぞれの小グループの被験者数、各シンボルの意味は図2-14と同じ。

2.5 インターバル速歩を継続するためには

持久性トレーニングでも、筋力トレーニングでも、いずれにせよタンパク質合成が関与し、それに機能改善が伴うものなので、その効果がしっかり数字になって現れてくるのに最低2ヵ月を要する。また、その効果を維持するためには、生涯にわたってその運動プログラムを継続しなければならない。ちなみに、運動トレーニングをやめてしまうと、その効果を得るのに要したトレーニング期間とほぼ同じ期間でトレーニング前のレベルまで低下すると考えられている。ここではまず、運動の継続とその効果を述べ、運動の継続に影響を及ぼす因子、さらに、運動の継続のために私たちが工夫している因子について述べよう。

このような研究は、大勢の被験者を対象に均一な方法で、長期間の介入をかけて初めて明らかになる。インターバル速歩以外では、なかなかこの均一な方法で行うことが難しい。なぜなら、たとえばマシントレーニングの場合、トレーナーの能力、施設の設備、さらにそれらを利用するにはコストがかかるので、利用者の懐具合までもが継続率に影響するからだ。

私たちの開発したシステムは、「インターバル速歩」という均一な介入、ＩｏＴを用いることによってできるだけ人的要素が継続率に与える影響を除いたこと、さらに、マシンを用いないのでコストが低く抑えられたことに特徴があり、このテーマの研究には最適なのだ。この点についての詳細は【巻末付録５】を参考にしていただきたい。

インターバル速歩定着率と効果

私たちは、私たちが開発した遠隔型個別運動処方システムを利用し、２００５〜２００７年にインターバル速歩を開始した６９６名について、その後22ヵ月間にわたって同トレーニングの定着率を検討した。参加者には１日15分以上の早歩き（インターバル速歩では30分以上）で、週４日以上を目標に指導していたが、そのほとんどが、ある日、いったんインターバル速歩を始めると、その日は15分以上の早歩きを行うので、

定着率＝実際の１週間あたりトレーニング実施日数／指示したトレーニング日数（週４日）×１００％

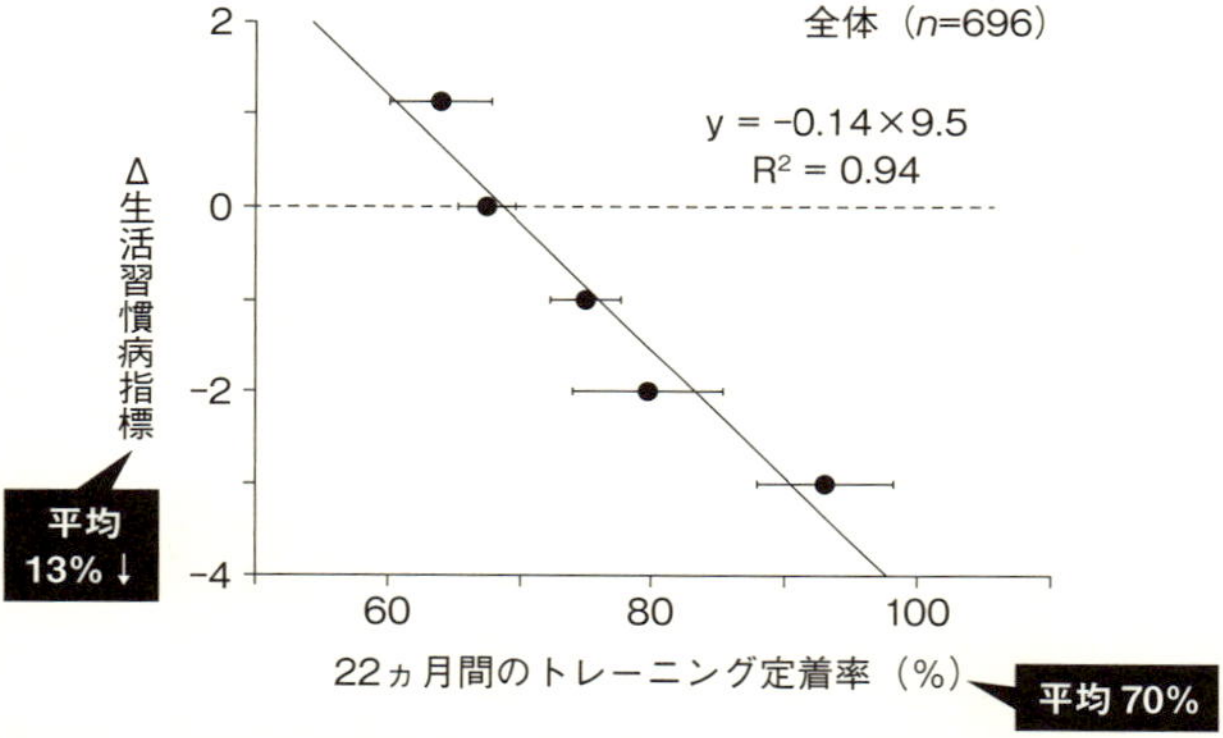

図2-16　中高年の被験者696名を対象に、22ヵ月間のインターバル速歩における定着率と生活習慣病指標の変化を検討した。
定着率は、（実際の週あたりの速歩実施日数／処方された週あたりの速歩実施日数（4日））×100％で算出した。生活習慣病指標は図2-3にほぼ近い基準で算出した。

として算出した。

図2-16に定着率と生活習慣病指標変化との関係を示す。生活習慣病改善効果は図2-3で示したように、高血圧症か、高血糖症か、肥満症か、異常脂質血症かをそれぞれの診断基準にしたがって判定し、該当すれば1点ずつ加算する。したがって、満点は4点である。

図からわかるように、定着率が高い人ほど、生活習慣病の症状が改善するのがわかる。すなわち、定着率が90％以上（トレーニング日数が週3・6日以上）では、開始前の指標が満点の4点だった人でもほぼすべての症状が消滅し、逆に、定着率が60％以下（トレーニング日数が2日以下）で

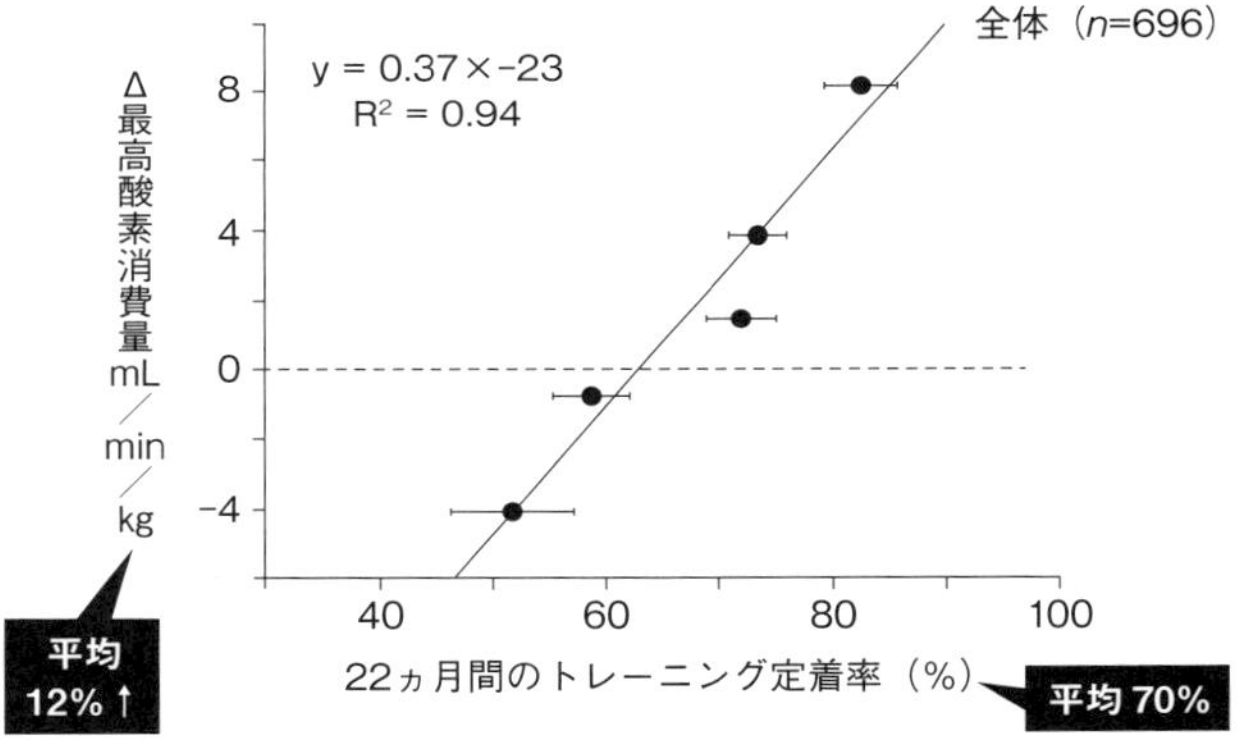

図2-17　22ヵ月間のインターバル速歩における定着率と最高酸素消費量の変化との関係（図2-16と同じ実験）

は、指標がプラス1点で症状が悪化した。確実に生活習慣病の症状を改善するには、定着率が80％以上（トレーニング日数が3日以上）必要であることがわかる。ちなみに、トレーニング開始前の被験者の生活習慣病指標の平均値は約1・5点であった。なぜ、このようになるのか。

図2−17に定着率と最高酸素消費量の変化との関係を示す。定着率が高い人ほど、最高酸素消費量が上昇することがわかる。すなわち、定着率が60％以下（トレーニング日数が2日以下）では、加齢による体力低下を食い止められなくて最高酸素消費量が低下する。最高酸素消費量を向上させるためには80％以上の定着率（トレーニング

日数が週3日以上）が必要である。

すなわち、生活習慣病の症状の改善は最高酸素消費量の改善の程度とほぼ一致するのだ。先に述べたように、最高酸素消費量の改善にはミトコンドリアの機能改善が含まれるので、やはり、ミトコンドリアの機能劣化が生活習慣病の根本原因であり、その対策にインターバル速歩が極めて有効であることを確認した。

定着率に与える因子

①性別

図2－18に22ヵ月間にわたる1週間ごとのトレーニング実施率の変化を男性、女性に分けて示す。まず、読者が気づくのは、男性の最初の参加者数が女性の参加者の半分以下だということであろう。このことは、他の運動処方事業でもよく知られていることである。

その理由について、私は科学的な根拠を持っていないが、これまで本事業に携わってきた個人的感想として、男性の多くは長い間、企業など組織の一員として働くことに慣れているため、このような自分の意志で参加する、いわゆる「ボランティア活動」に戸惑いを感じるのかもしれない。

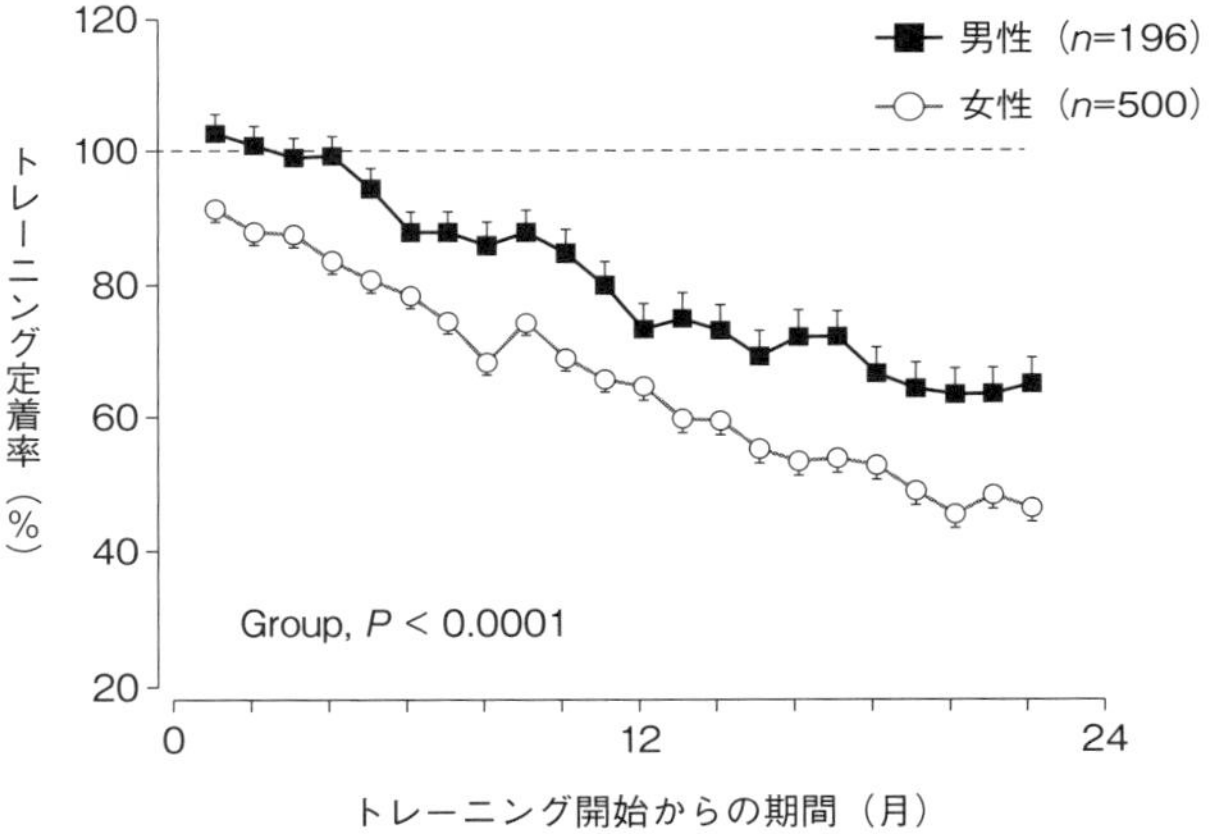

図2-18　22ヵ月間のインターバル速歩における男女別の定着率（図2-16と同じ実験）

一方、女性は興味の対象が日々の生活に直結することが多く、男性のようにあまり組織にこだわらず、個人の自由な欲求で「これはいい」と思えば合理的な判断ができると考えられる。

しかし、図からわかるようにいったんインターバル速歩を始めると、定着率は女性より男性の方が高いのだ。いったん始めると、あまり浮気をせず頑固にやり通す。これもこれまで組織の中で生きてきた男性の特徴といえるのかもしれない。

②肥満度

図２-19に22ヵ月間にわたる１週間ごとのトレーニング実施率の変化をＢＭＩ（体格指

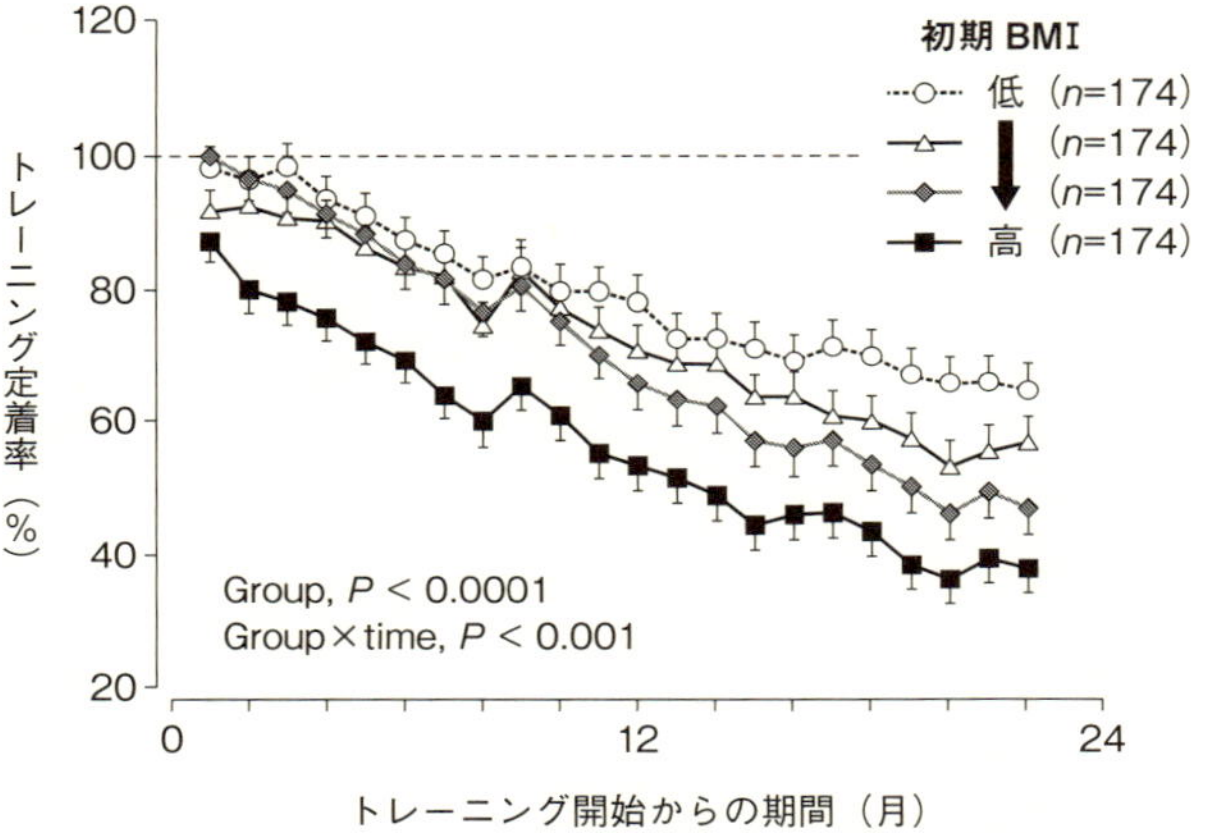

図2-19　22ヵ月間のインターバル速歩における体格指数（BMI）別の定着率（図2-16と同じ実験）

数）という肥満度の指標で4段階にわけて示す。図からわかるように、肥満気味の人ほど定着率が悪いことがわかる。

これは、肥満気味の人はインターバル速歩をすると膝への負担が高いので敬遠するということかもしれない。また、彼らの皮下脂肪が断熱材の働きをすることと、後で述べるが、肥満気味だと皮膚血流による体温調節能が低いことから、インターバル速歩で体内に発生する熱を体外に放散しにくい。だから、運動するとすぐ体温が上がってしまい、それも運動を嫌がる原因であろう。

あるいは、生来運動嫌いの性格だったから肥満気味になってしまった、という可能性もある。運動嫌いの性格とはなにか。次に、最近私たちが明らかにした結果を紹介しよう。

③〝ずくなし遺伝子〟の発見

「ずくなし」とは信州の方言で「根性なし」、「あきっぽい」といった意味で、インターバル速歩を継続しない性格を表す言葉として私たちは使っている。

図２-20を見ていただきたい。この図は、22ヵ月間にわたる1週間ごとのトレーニング実施率の変化を、バゾプレッシンV1a受容体の遺伝子多型について比較したものである。バゾプレッシンとは、血圧・体液調節に関与するホルモンとして知られ、最近では脳内の神経細胞間で信号を伝達する物質（神経伝達物質）としても働くことが明らかになった。

遺伝子多型とは遺伝子のＤＮＡの塩基配列の個体差のことで、その一つに遺伝子の一塩基多型と呼ばれるものがある。ＤＮＡの中の一つの塩基が別の塩基に置き換わったものである。ただ、通常、タンパク質は数千・数万のアミノ酸でできているので、一つのアミノ酸が入れ替わったぐらいでは、大概の場合、生きていくのに大した支障は起こらない。むしろ、個人の個性や多様性を反映するもので歓迎すべきものである。たとえば、鼻があるという状態は変わらないが、ちょっと形が違う、同じ髪の毛でも柔らかいのもあれば硬いのもある……などの個性で

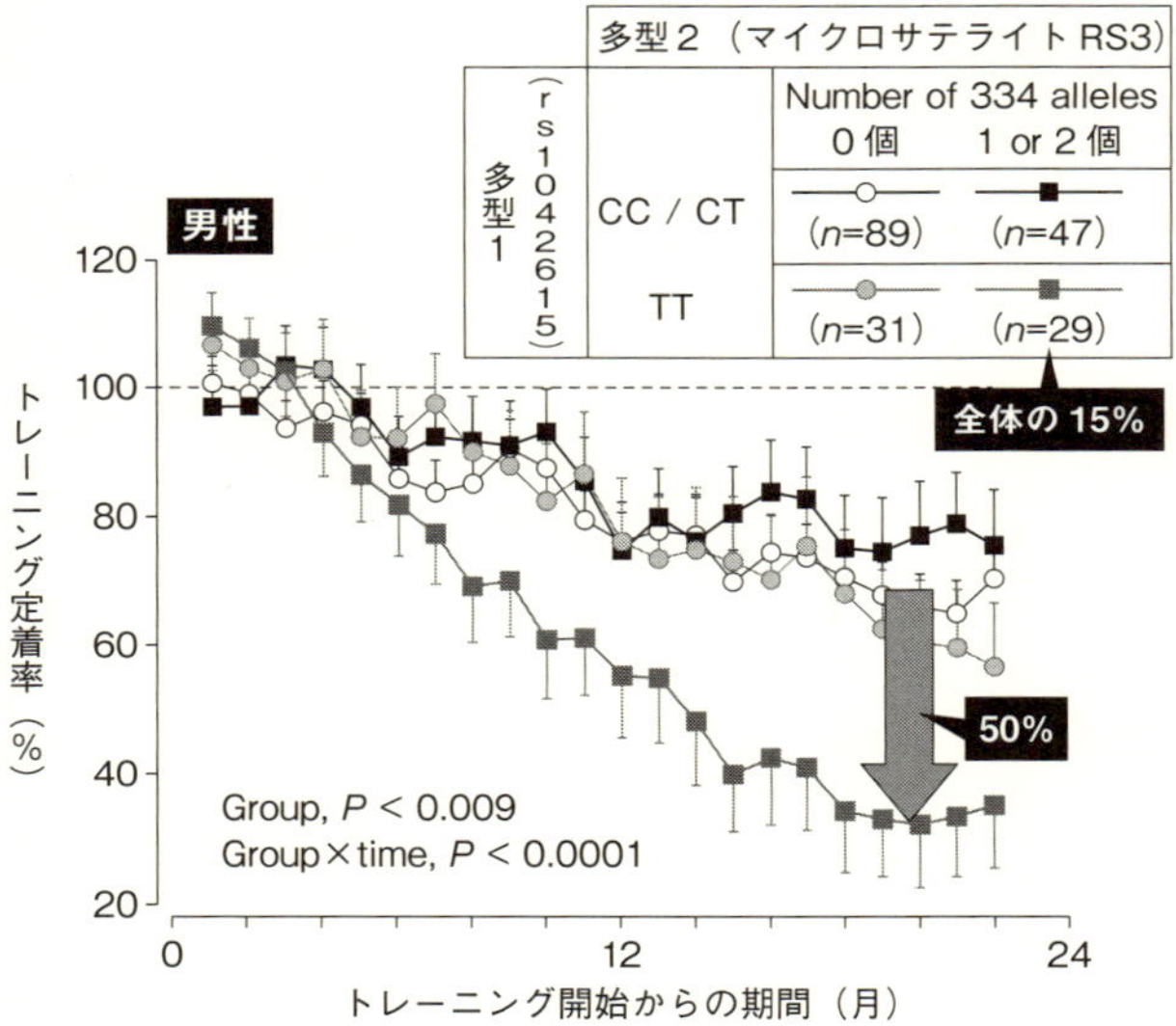

図2-20　196名の男性、22ヵ月間のインターバル速歩におけるバゾプレッシンV1a受容体遺伝子多型別の定着率（図2-16と同じ実験）

遺伝子のDNAは、アデニン（A）、シトシン（C）、チミン（T）、グアニン（G）で構成されている。一方、DNAを翻訳して合成されるのがタンパク質で、アミノ酸が直列に数珠繋ぎになっている。タンパク質のどの位置にどのアミノ酸を配置するのか、を決定するのがDNA上に存在する連続した3つの塩基ペアの組み合わせである。したがって、本来そのうち一つの塩基が別の塩基に入れ替わると、タンパク質を構成する一つのアミノ酸が入れ替わったタンパク質が合成される可能性がある。

多型1ではrs1042615について塩基の組み合わせがCC、CT、TTそれぞれを持つ3種類の人、多型2では、RS3についてマイクロサテライト334を全く持たない人、1個持つ人、2個持つ人の、同じく3種類の人がいる。

そこで、右上の分類では、CCまたはCTを持つ人と、TTを持つ人の2群にまとめ、次に、マイクロサテライト334を全く持たない人と、1個または2個持つ人の2群にまとめた。そして、それぞれの群の遺伝子多型条件を掛け合わせて、右上のように4群として群間で22ヵ月間の定着率の変化を比較した。

ある。

もう一つ、一塩基多型のほかに人の個性を決定する遺伝子多型として知られているのがマイクロサテライトである。マイクロサテライトとは、DNA上に存在する「反復する塩基配列」で、繰り返しの単位は通常2から4塩基程度で、それが数回から多くて100回ほど繰り返す場合もある。マイクロサテライトはその反復した結果生じる塩基の長さで表す。

さて、私たちが調べたのは、バゾプレッシンV1a受容体遺伝子のrs1042615というDNA上の場所の塩基（多型1）と、RS3と呼ばれる塩基の長さ334個のマイクロサテライト（多型2）である。なぜ、この遺伝子多型に注目したかは【コラム3】を参考にしてもらうことにして、図2-20は、男性についてそれらの遺伝子多型と運動の定着率との関係を表している。多型1と多型2をそれぞれ2群に分け、それぞれの群の遺伝子多型条件を掛け合わせて図2-20右上のように4群として群間で22ヵ月間の定着率の変化を比較した。

その結果、4群のなかで、多型1がTT型という塩基の組み合わせで、かつ多型2でマイクロサテライト334を1個か2個持っている人（全体の15%）の定着率が、トレーニング開始6ヵ月以降急激に低下し、22ヵ月目には他の多型を持つ人に比べ最大で50%も低いことがわかった。

その原因の詳細はまだ明らかでないが、私たちは運動開始時の血圧の上昇反応の有無が関与していると考えている（【コラム3】参照）。すなわち、インターバル速歩を継続できない一因に遺伝子が関与しており、これが〝ずくなし遺伝子〟なのである。

以上、性別、肥満度、遺伝子多型などトレーニング前の個人の特性がインターバル速歩の定着率に影響を及ぼしていることを明らかにした。では、どのような工夫をすれば、このような運動嫌いの人たちでもインターバル速歩をするようになるのか。次に、私たちが考えている工夫の可能性について、コラムの後に述べる。

コラム3　“ずくなし遺伝子”を研究したきっかけ

学会などで、“ずくなし遺伝子”に関する発表を行うと、なぜ、その遺伝子が運動習慣の定着に関与すると思いついたのか、という質問をよくされる。それは、以下の研究に基づいている。

運動時の血圧調整メカニズム

運動開始時には血圧を上げる反応（昇圧反応と呼ぶ）が起こる。これは、運動開始時にすばやく筋血流量が増加すれば、その分、活動筋に酸素が供給されて楽に運動が始められるからである。では、どのようなメカニズムで運動開始時に血圧が上がるのか。

図2−21は自由行動下のマウスにおいて脳活動、脳血流、血圧反射感度、心拍数、血圧、運動量を、自発運動を開始した時間を0分として表している。脳活動は脳波のθ《シータ》波とδ《デルタ》波のパワースペクトルの比で表し、この値が高ければ高いほど脳活動が活発であることを示す。

また、血圧反射感度は、読者にはあまりなじみがないかもしれないが、血圧を一定に維持するための体のフィードバック調節の感受性である。

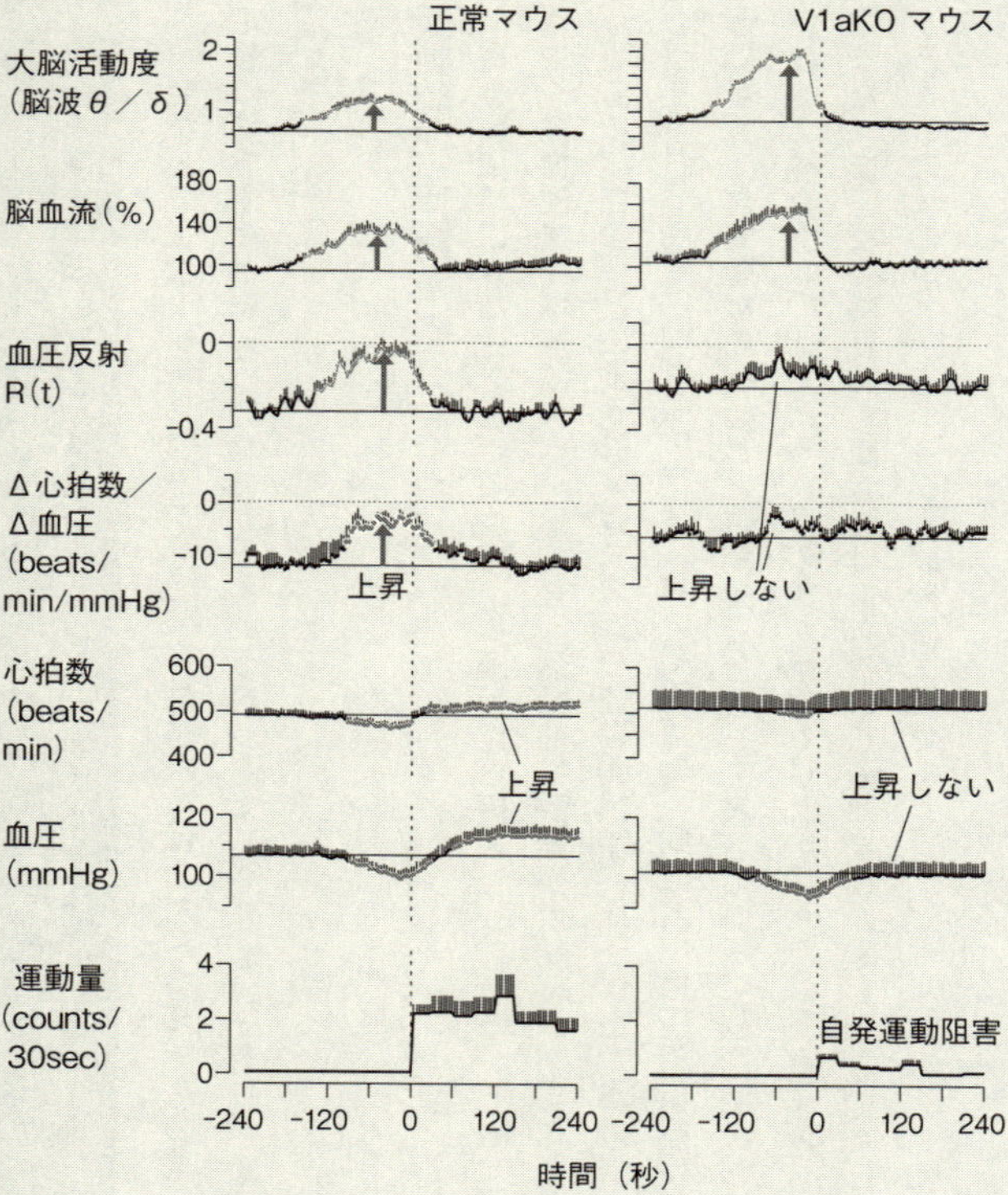

図2-21　マウスが自発運動開始を行う前後の大脳活動量と循環パラメータ

左に正常マウス、右にバゾプレッシンV1a受容体欠損（KO: knockout）マウスの結果を示す。各パラメータはそれぞれのマウスで８例の平均値を示す。それぞれの点の縦バーは標準誤差（平均値の変動範囲）を表す。

たとえば、皆さんが臥位《がい》（寝た状態）から起立したとき、立ちくらみが起こる。しかし、1～2秒すると、その症状が消滅する。この現象を説明すると、まず姿勢変換することで、血液が心臓より低い静脈に貯まり、心臓に戻ってくる血液が減ってしまう。その結果、心拍数が一定なら、一定時間に心臓から拍出される血液量（心拍出量）が減少し血圧が下がる。その結果、脳血流が下がり、立ちくらみが起こるのだ。

それに対し、体は心拍数を上昇させ、心拍出量の低下を防ぐフィードバック調節を作動させる。血圧をモニターしている圧受容体は頸動脈と大動脈弓（心臓から動脈が上行大動脈として上に伸びそれが湾曲して下行大動脈に移行する部分）にあり、それが延髄（首の後部の頭蓋骨と頸椎の継ぎ目あたりにある）の血管運動中枢に、「血圧が下がった」という情報を伝達し、その中枢から心臓の心拍数を上昇させる信号が出るのだ。

これを血圧反射と呼び、その感度をΔ《デルタ》心拍数／Δ血圧で表す（Δは変化量の意味）。すなわち、血圧反射の感度が高ければ高いほど、一定の血圧低下に対する心拍数の上昇度が高いことを意味する。ちなみに、図中のR(t)は、Δ心拍数とΔ血圧の（相互）相関関数で、この値がマイナス1に近ければ近いほど、この血圧反射が血圧調節に積極的に関与していることを表す。通常、血圧反射感度とR(t)は相関すると考えてよい。すなわち、私たちの安静時の血圧はこの血圧反射によって比較的低いレベルで一定に維持されているのだ。

さて、あらためて図2-21を見てみよう。大脳活動度と脳血流の変化から、マウスは自発運動を開始する2分以上前から「動こう」と考えている。そして、それに比例して、血圧反射の感度が「低下」(負から正の方向に動いている)し、それらの一連の反応が収まるタイミングで血圧が上昇し始め、マウスが動き始めるのがわかる。

私たちは、この一連の反応は、安静時に最適とされる低い血圧レベルを、運動時に最適とされる高い血圧レベルにリセットするために起こると考えている。すなわち、運動時には血圧が上昇するが、それは結果として上昇しているのではなく、スムーズに運動が開始できるように脳によって「意図的」に高いレベルに移行させているのだ。すなわち、血圧反射のようなフィードバック調節ではなく、あらかじめ起こることを予測して行われるフィードフォワード調節(予測制御)なのだ。

運動するかしないか、カギを握るバゾプレッシン

一方、バゾプレッシンV1a受容体の遺伝子を人工的に欠損(ノックアウト)させたマウス(図2-21右側に示す)、さらに、薬剤によってV1a受容体の働きを阻害したマウス(図には示

していない）では、大脳活動の上昇に伴って起こる血圧反射の抑制が消滅し、それに続く血圧上昇も起こらない。そして自発運動も起こらない。すなわち、運動開始時の血圧上昇が起こらないので筋血流が増加せず、したがって、活動筋に十分な酸素を供給できる準備ができていないので、運動ができなくなってしまった可能性がある。

私たちは、今回の研究結果から、運動開始時の昇圧反応モデルとして、大脳皮質の随意運動をつかさどるエリアから、延髄の血管運動中枢に向かって、「運動するぞ」という情報を伝達する神経細胞が伸びており、その神経終末から分泌される神経伝達物質がバゾプレッシンだと考えている。実際、血管運動中枢の孤束核と呼ばれる箇所にはバゾプレッシンV1a受容体が多く発現していることがわかっている。今回の実験で同受容体の発現を阻害したマウスで昇圧反応が起こらなかったのはそれが原因である可能性が高い。

さて、自発運動前に大脳皮質の活動が亢進しているが、マウスは一体、何を考えているのか。私たちは、摂食、飲水、毛づくろいなど生きていくための行動を開始したい、と考えていると想像している（動機付け行動）。

このことをヒトに当てはめると、彼らが「インターバル速歩をしよう」と思ったとき、その意思を大脳皮質から延髄の血管運動中枢に伝えるバゾプレッシンが神経終末から分泌されるが、それが血管運動中枢側の受容体の感受性が低いと、強い信号として伝わらず、その結果、昇圧反応が起こらず、彼らの気持ちが萎えてしまうのではないか、すなわち、「ずくなし」の性格になってしまうのではないか、と考えた。

そして、先に述べたバゾプレッシンV1a受容体の遺伝子多型とインターバル速歩の定着率の関連についての調査研究を実施したのだ。その結果、バゾプレッシンV1a受容体のある多型を持つ男性では、確かに運動習慣が低い、というところまでは明らかになった。

しかし、実際、その遺伝子多型を持っているヒトにおいても、マウスにおいて同遺伝子を欠損させたり、薬剤で機能阻害を起こしたりした際に観察されたような、自発運動開始時の昇圧反応の阻害が起こっているかどうかは、これからの研究課題である。

運動を継続するために本当は必要なこと

これまで述べたように、インターバル速歩は誰にでも継続しやすい内容となっている。それでも、やはり時には面倒になるだろうし、一度休むとそれをきっかけにやめてしまうこともあるだろう。継続するためには、本当は一人ではなく社会で取り組む必要があることを、ここで少し述べたい。

再度、図2-20について、遺伝子多型の全4タイプをまとめた結果を述べる。インターバル速歩開始後6ヵ月間は定着率がほぼ100%、22ヵ月間でも約70%であることがわかる。さらに、最近の調査では、10年以上の定着率が20%もあることが明らかになった。私たちの運動処方以外でこのような高い定着率を報告している例は皆無である。なぜか。私たちは、次の3つの要因を考えている。

①自己比較

巻末の付録ページで詳しく述べるが、私たちのシステムでは、参加者に「熟大メイト」（オリジナルの携帯型カロリー計）に記憶された自身の日々の歩行記録を、1ヵ月に一度、PC端末からサーバーコンピュータに転送してもらい、それをトレンドグラフ（成績表）化して折り返し参加者にフィードバックする。すなわち、自分の努力を「見える化」している。さらに、6ヵ月に一度、その努力の効果を検証し、その結果も「見える化」している。個人の最大体力の70％以上の負荷強度の運動を一定頻度で一定期間実施すれば、ほとんどの参加者で体力向上とそれに伴う生活習慣病の改善効果が得られる。それが科学なのだ。

その結果、参加者は「努力すれば報われる」という私たちが小さいときから刷り込まれてきた言葉を改めて実感することになる。これは、私を含め、これまでの人生で「この言葉が必ずしも本当でない」ことをたびたび経験してきた世代にとっては、極めてインパクトが強いのだ。そして、人は一般に過去と現在の延長線上に未来を予測する習性を持つので「このままインターバル速歩を続けていればきっといつまでも健康で元気でいられる」と思うようになる。だから継続するのだ。

②他者比較

松本市には市内36ヵ所に「福祉ひろば」と呼ばれる地域公民館のような場所があり、10～20人の参加者が一つのグループになって、1ヵ月に一度、指定された日時に最寄りの福祉ひろばに歩行記録のサーバーコンピュータへの転送のために集まる。そして、折り返しサーバーコンピュータから送り返されてくる歩行のトレンドグラフ（成績表）を参加者がお互いに見せ合う。その時、ライバルがいれば、負けないように頑張ろうという気分になるだろう。あるいは、もし暑い寒いなど天候を言い訳にサボっていても、集まった参加者の中に、それにもめげず頑張っている人の結果を見れば、後ろめたい気分になるだろう。また、逆に、自分がこの1ヵ月間よく頑張ったと思ったら、その結果を集まった人たちに見せて自慢したいという気持ちにもなるだろう。このように、他人の評価を意識するというのは、運動継続に重要な要素なのだ。

③コミュニティの育成

私たちの事業では、ただインターバル速歩をするだけでなく、月に一度の「お楽しみ会」がある。これは、参加者が自由に提案し実行するシステムになっている。プログラムは、どこかに一緒においしいものを食べに行こうというものから、日ごろの努力の体力向上効果を試すために霧ヶ峰高原を散策しようとか、中仙道の旧街道を歩こう、というものまでさまざまである。このようなイベントから「仲間意識」が生まれる。

さらに、最近は、インターバル速歩事業が長野県外にも展開するようになって、それらのグループとの交流会が始まっている。先日も、長野県松本市の会員と秋田県由利本荘市との交流会があったが、お互いのインターバル速歩事業の紹介、それぞれのお国自慢の歌や踊りの紹介があり、大いに盛り上がった。このようなイベントがあると、人は自分の属するコミュニティを意識する。そして、他のコミュニティに負けないように、自分の属するコミュニティを盛り上げるように頑張ろう、といった「仲間意識」が生まれる。

以上、私たちは、インターバル速歩を継続してもらうには、自分の努力と効果の「見える化」と「仲間意識の育成」が必要であると考えている。ここで、その考えを後押しする話を紹介しておこう。

生活習慣病は伝染病か

図2-22を見ていただきたい。これは、私たちが共同研究をしていたコペンハーゲン大学のベンテ・ペダーセン(Bente Pedersen)教授が提唱した概念「不活動症候群(the diseasome of physical inactivity)」である。まず、読者の周囲に運動嫌いの集団がいるとすれば、それを頭に浮かべてほしい。その集団の人たちで、糖尿病、心臓血管病、うつ病、認知症、がんにか

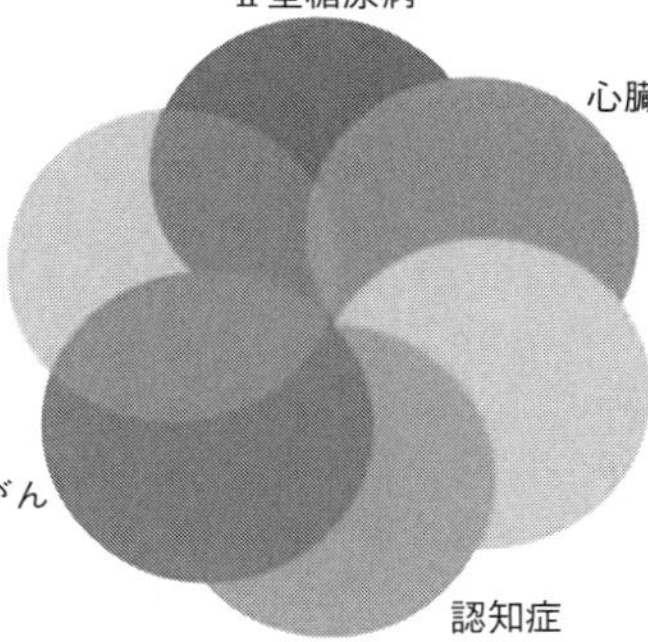

図2-22 不活動症候群（The diseasome of physical inactivity）
——運動不足によって生じる症候群

かる方が多くないだろうか。

もしそうなら、ペダーセン教授は、これらの疾患が、運動嫌いの人たちのコミュニティ内で発症する伝染病のようだといっている。すなわち、周囲の人が運動嫌いだと自分だけ運動しようとは思わない。あるいは、自分の周囲の人がファストフードを食べているのに自分だけ健康食を食べようとは思わない。ヒトは一人だけで生きているのではなく、絶えず周囲から影響を受けながら「群れて」生きる生物なのだ。

だから、「現在医療現場で行われているような、これらの病気を医者と患者のマンツーマンで治療するのは諦めた方がよい」「インフルエンザやコレラなどさまざまな伝染病があるが、それらの病気を封じ込めていくように地域社会で対応していかなくてはならない」と彼女は主張している。

私たちのインターバル速歩を核とする運動処方システムは彼女の概念にマッチしていると思うがいかがだろうか。

そういった取り組みのない地域にお住まいの方が健康であることを目指すなら、運動好きの人を見つけて交流を持ったり、運動好きの人の集まりに参加したり、あるいは周囲を巻き込んで一緒に運動をするようにすると、よりインターバル速歩の継続につながるはずである。

また、次の第3章で紹介する、より効果を上げるために摂取するといいものも取り入れるなどして、その効果が感じられると、継続へとつながるはずである。

第3章
「インターバル速歩」をより効果的にする科学

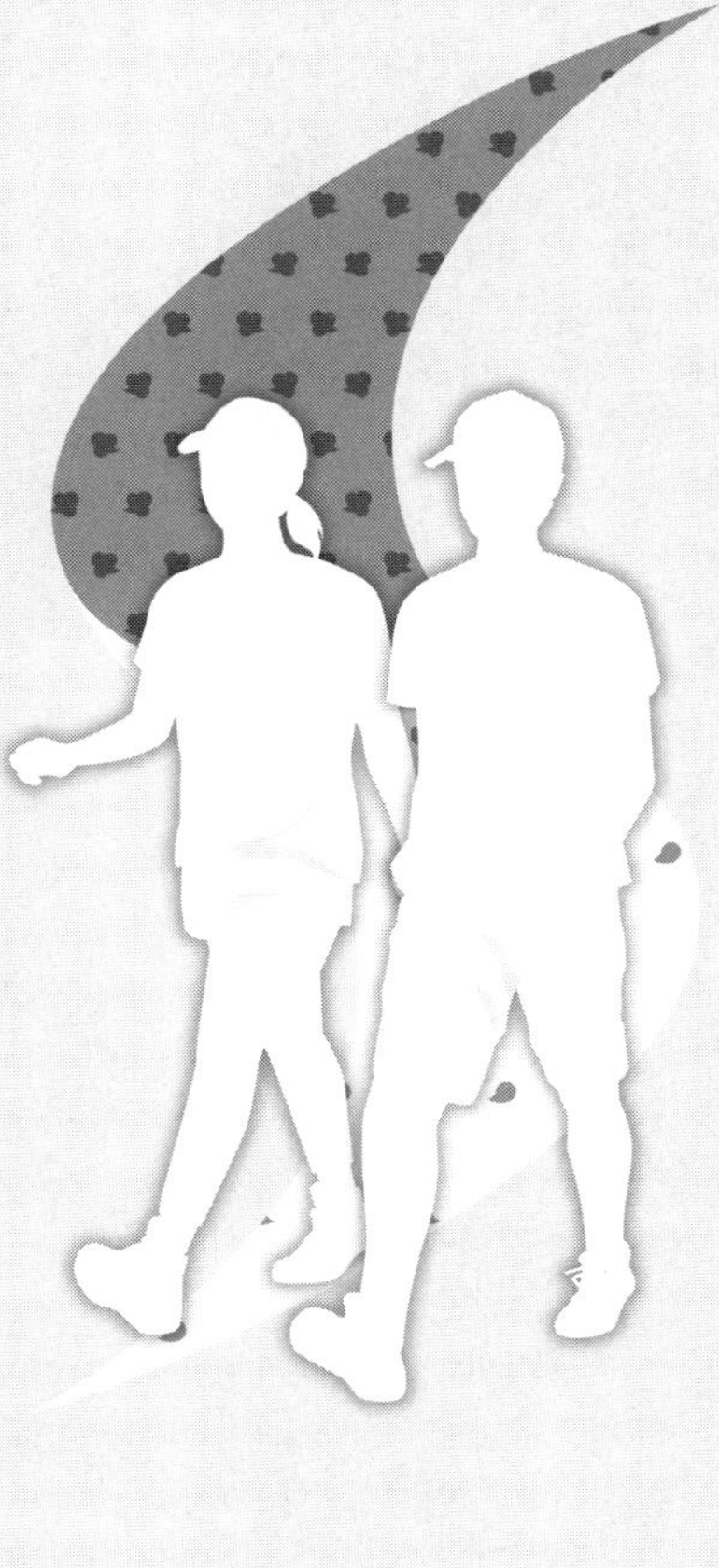

3-1 インターバル速歩とサプリメント

インターバル速歩に限らず、運動開始時はまだ筋肉に心肺機能による酸素供給の準備が十分できておらず、そのためクレアチンリン酸系や解糖系といった、いわゆる酸素を利用しない嫌気的代謝系が利用される。さらに、加齢するとミトコンドリアの機能が低下する。そのため、乳酸が産生され、それが息切れや筋肉痛を引き起こす。それが原因で運動を敬遠してしまう人たちも少なからずいるようだ。

したがって、読者の中には、なにか栄養サプリメントを飲むだけで、乳酸が出にくくなるものがあれば、インターバル速歩がもう少し楽にできていいのになあ、と思われる方もおられるだろう。そのような効果が期待される栄養サプリメントの候補はいくつかあり、実際市販されているものもある。ここではその中で、5-アミノレブリン酸（ＡＬＡ：5-aminolevulinic acid／ＳＢＩファーマ社（東京））というサプリメントの効果検証研究を紹介しよう。ＡＬＡ

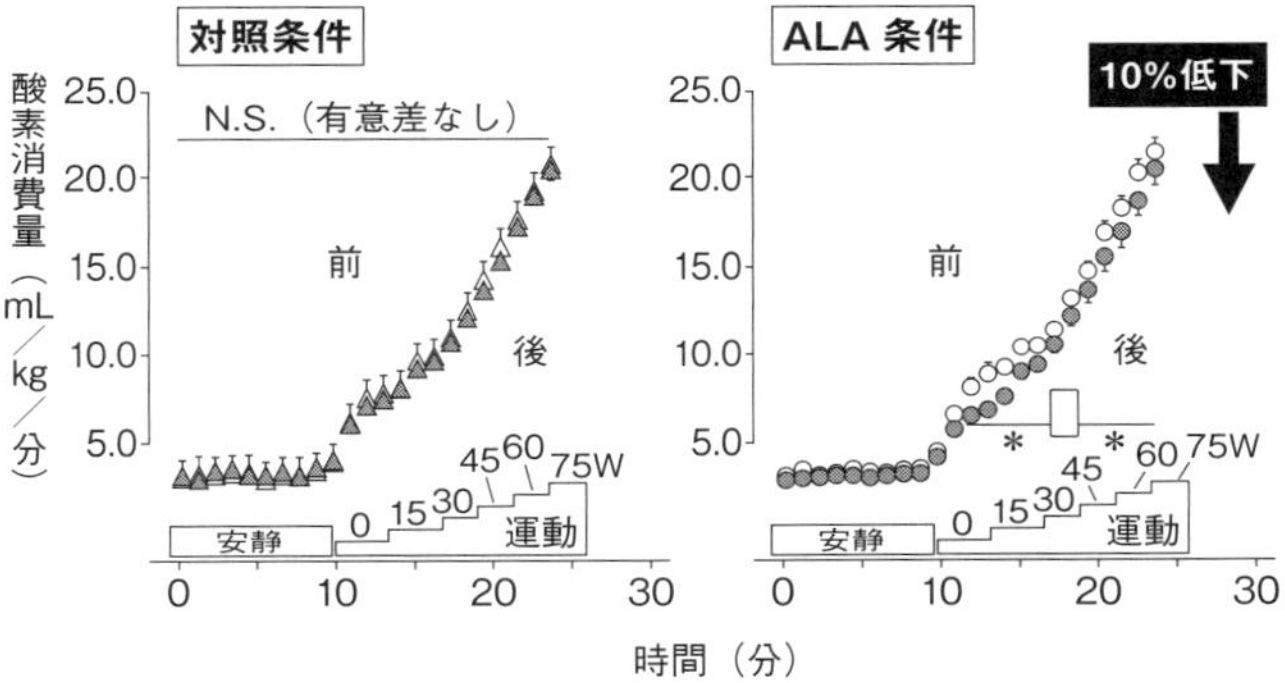

図3-1 サプリメントALA摂取時におけるインターバル速歩

インターバル速歩を6ヵ月以上実施しており、現在も実施中の中高年女性10名を対象に、対照条件と5-アミノレブリン酸（ALA）摂取条件、それぞれを6日間ずつ実施してもらった。2つの介入間には1週間の無介入期間を挟んだ。介入条件の順番はランダムに行った。それぞれの介入前後に自転車エルゴメータを用いた負荷漸増運動を実施し、その間の酸素消費量（VO_2）を測定した。それぞれの点は10名の平均値を示し、それぞれの点の縦バーは標準誤差（平均値の変動範囲）を表す。

*：介入前に対して、$P<0.05$危険率で統計的に有意差のあることを示す。

は、私たちが生きている限り、体内でたえず合成・分解されているもので薬品のような人工物質ではない。

実験では、過去6ヵ月以上インターバル速歩を実施している中高年女性10名に6日間、ALAまたはプラセーボ（見た目は似ているが、効果のある成分は入っていない、偽薬）を摂取していただいた。その結果、プラセーボ摂取条件に比べ、ALA摂取条件では、一定の運動負荷に対する酸素消費量が低下し（図3-1）、二酸化炭素産生量が低下し、血漿乳酸濃度の上昇が抑制され（図3–2）、摂取期間6日間のインターバル速歩の実施日数と運動量（図3–3）が上昇した。これらの結果は、ALA摂取によって、ミトコンドリアにおける酸素利用効率が改善し、インターバル速歩が楽にできるようになったことを示唆する。

なぜ、このようなことが起こるのだろうか。図3–4を見ていただきたい。ALAは、ミトコンドリアの電子伝達系という代謝における複合体Ⅳの構成成分である。ミトコンドリアはブドウ糖（グルコース）、脂肪酸を燃焼させ、その中に蓄えられている化学エネルギーをアデノシン三リン酸（ATP）と呼ばれる化学物質に変換し、それが体内のさまざまな生命反応（仕事）に使われる。このエネルギーの変換を一気に進めるとエネルギーのロスが高まるので、ちょうど複数の段差と水車を持つ水路のように、徐々にエネルギーを取り出す。この水路にたとえられるのが電子伝達系と呼ばれるもので、水にたとえられるのが電子、そして、段差・水車にたとえられるのが複合体Ⅰ~Ⅳでのエネルギーの取り出し装置だ。

ところが、加齢によってミトコンドリア機能の劣化が進むと、特に複合体Ⅳの流れが悪くなるといわれている。そのため、電子の鬱滞《うったい》が起こり、水路からあふれ出す（このあふれた電子が活性酸素となって生活習慣病の原因となる）。すなわち、せっかく産生した電子がうまくATP（エネルギー）の産生に使われなくなってしまうのだ。その結果、酸素を消費しない別の

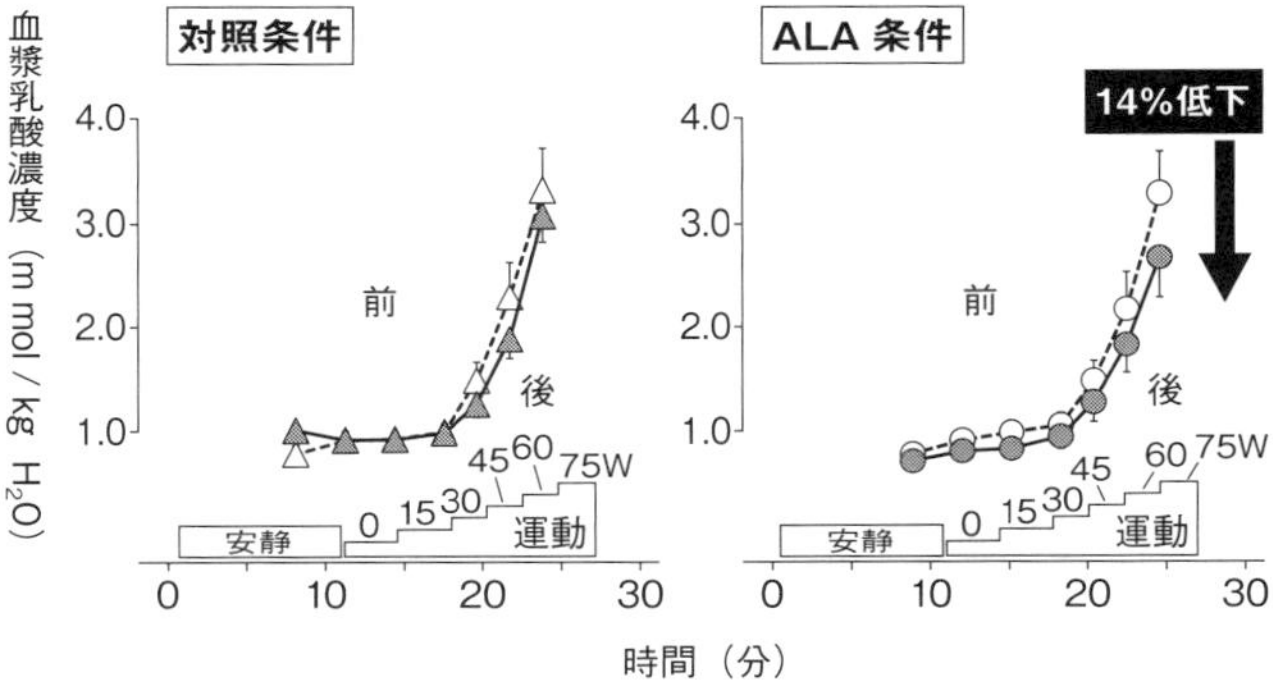

図3-2　図3-1と同じ負荷漸増運動時の血漿乳酸濃度
その他の略語と各シンボルは図3-1と同じ。

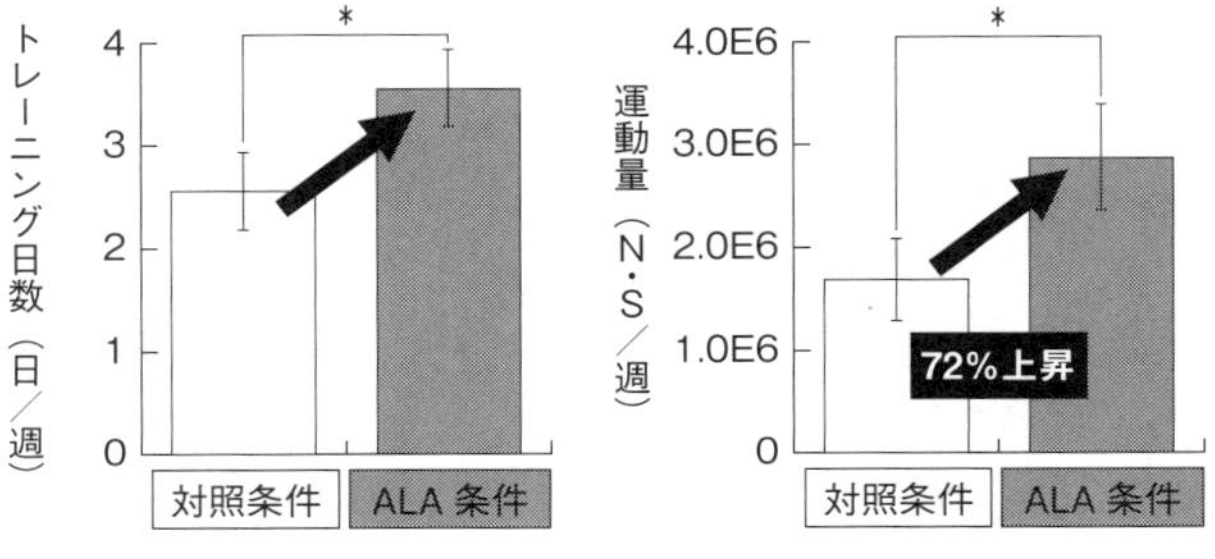

図3-3　図3-1と同じ実験で介入中のトレーニング日数と、加速度計で測定した力積（体重×加速度ノルム）で表した運動量

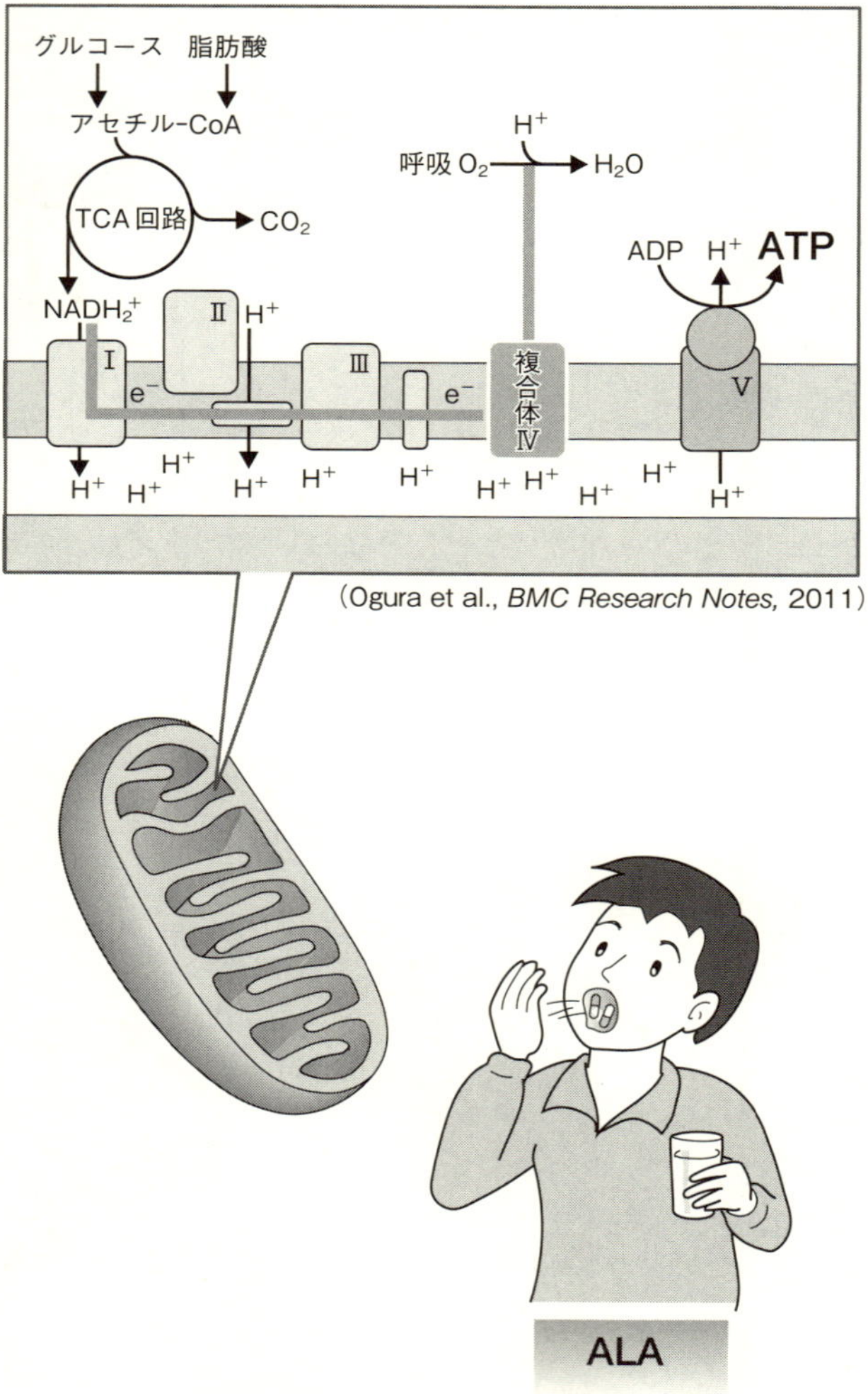

図3-4　ミトコンドリアの電子伝達系
5-アミノレブリン酸（ALA）は複合体Ⅳの成分。

エネルギー供給システム（嫌気的代謝系）を動員しなければならなくなって乳酸が産生されるのである。それに対し、ＡＬＡを外部から補給することで複合体Ⅳの機能が回復し、電子の流れが改善し、乳酸産生が抑制され、楽に運動ができるようになると考えられる。

次に、私たちは、このサプリメントは、うつ病患者で運動に対して身体的・心理的な敷居の高い人たちの運動処方導入のための一手段としての可能性を検討した。実験プロトコールは前の中高年者の場合とほぼ同じである。その結果、うつ病患者でも一定の運動負荷に対する酸素消費量、二酸化炭素産生量が減少し、乳酸産生量が抑制された。その結果、運動量が増加し、うつ症状の指標となるうつ病の重症度評価尺度（ＭＡＤＲＳ：Montgomery–Åsberg Depression Rating Scale）が改善した（図3–5）。この運動によるうつ症状の改善メカニズムについて、先に述べたように、脳由来神経栄養因子（ＢＤＮＦ）の関与が示唆されている。その主な根拠は、うつ病患者では同因子の血中濃度が低下しており、その症状の回復に伴って同因子の濃度も増加することが報告されているからである。

以上のことから、ＡＬＡ摂取は、インターバル速歩に限らず運動習慣への導入が困難な人に対して試してみるのもいいかもしれない。

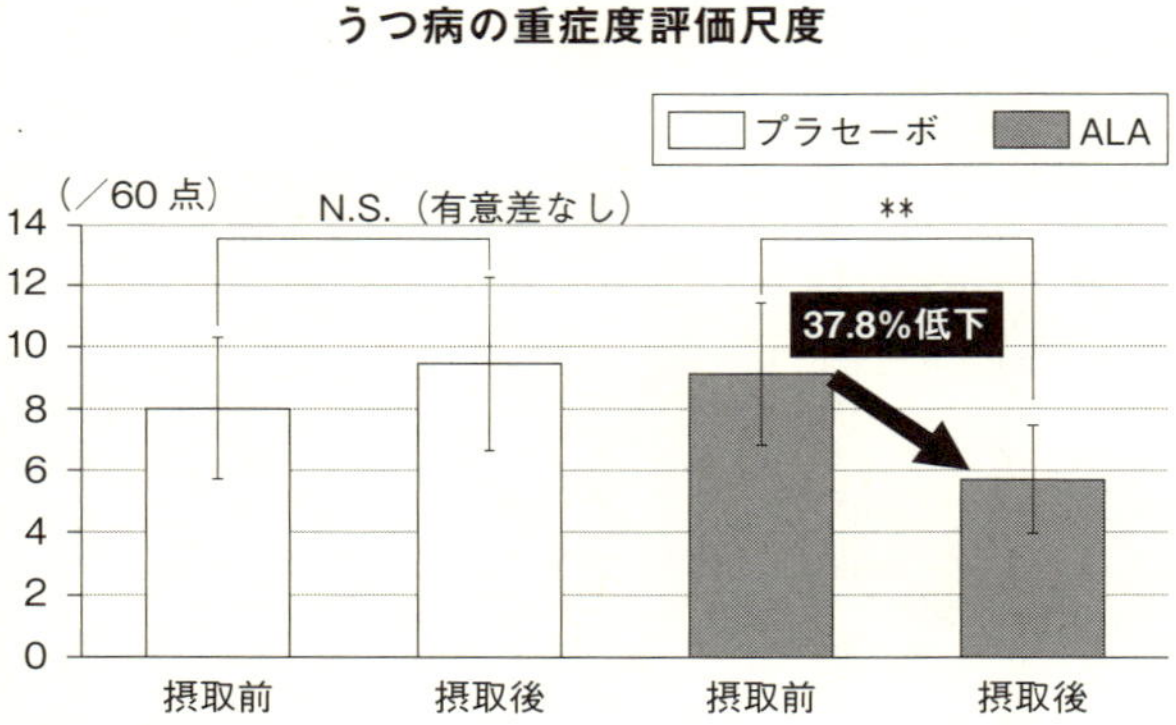

図3-5　ALA摂取とうつ病の重症度評価尺度

大うつ病と診断された女性患者9名を対象に、図3-1と同様のプロトコールで5-アミノレブリン酸（ALA）の摂取効果検証実験を行った。介入後のうつ病の重症度評価尺度（Montgomery-Åsberg Depression Rating Scale: MADRS）を対照条件、ALA摂取条件で示す。棒グラフはそれぞれの条件の9名の平均値を示し、それぞれの棒グラフの縦バーは標準誤差（平均値の変動範囲）を表す。

＊＊：介入前に対して、$P<0.01$危険率で統計的に有意差のあることを示す。

3-2 インターバル速歩の後に乳製品を摂取すると……

最高酸素消費量の60％以上の強度の運動では、エネルギー源のほとんどが筋肉内のグリコーゲンに依存する。したがって、その強度の運動を実施すると、運動終了後30分以内は、その回復のために血液中からのブドウ糖の取り込みがさかんに行われる。これをスポーツ栄養の分野では、疲労回復のためのゴールデン・タイムと呼んでいる。最近、この時期は、ブドウ糖の取り込みに伴ってアミノ酸の取り込みも亢進していることが明らかになり、そのタイミングで糖質だけではなくタンパク質を摂取すれば、疲労回復だけでなく、筋力向上、生活習慣病の改善に効果があることがわかってきた。次にそれらの研究成果をインターバル速歩に応用した結果について述べよう。

筋肉が太くなる

筋肉トレーニングの後にプロテインサプリメントを摂取すると、筋肉がより太くなるということは、よく知られている。一方、インターバル速歩のような歩行系の運動で、同様の効果が出るのかは不明だった。

そこで私たちは、すでに6ヵ月以上インターバル速歩トレーニングを実施し、その効果が頭打ちになっていて、今後、筋力強化が期待できない中高年女性を対象とし、さらに5ヵ月間インターバル速歩トレーニングを実施してもらった。その際、何も摂取しない群（対照群）と乳製品（摂取）群に分け、乳製品群には市販の乳タンパク質・糖質サプリメント（エネルギー200kcal、乳タンパク質7・6g、糖質32・5g、脂質4・4g）を日々のインターバル速歩実施直後30分以内に摂取してもらった。

その結果、図3-6で示すように、乳製品群で、CT画像から判定した膝屈曲筋（ハムストリング）の体積が3％増加し、それにあわせて膝屈曲筋力も16％増加した。

そのメカニズムは、まず、インターバル速歩の早足歩きのような、個人がややきついと感じる運動を実施したときには、筋線維の微小な損傷が起こる。それに対して運動直後から修復反

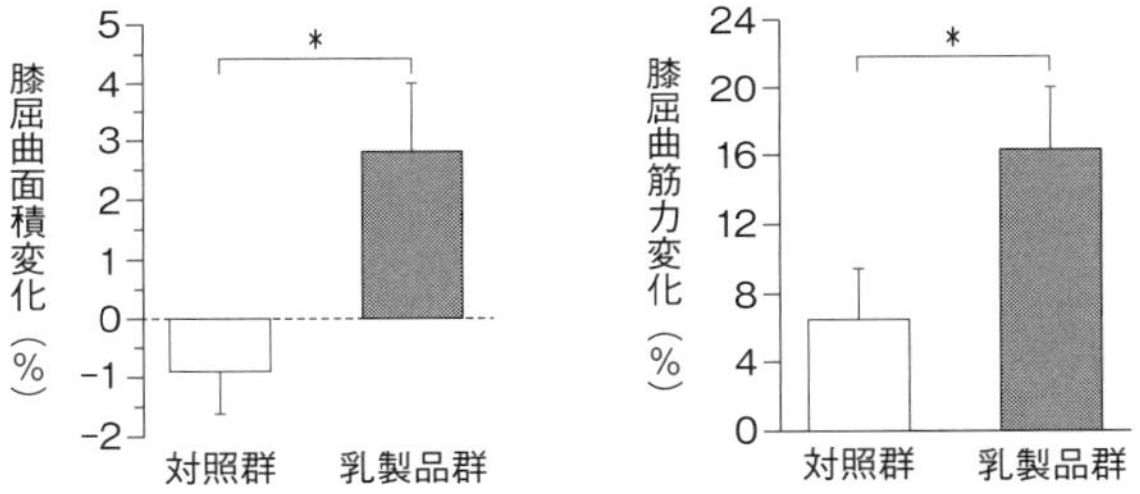

図3-6　インターバル速歩と乳製品摂取の併用による筋力アップ効果

すでに6ヵ月以上インターバル速歩を実施し、その効果が頭打ちになっている中高年女性を無作為に対照群、乳製品（摂取）群にわけ、さらに5ヵ月間インターバル速歩を実施してもらった。棒グラフは対照群、乳製品群、それぞれの18名、17名の平均値を示し、それぞれの棒グラフの縦バーは標準誤差（平均値の変動範囲）を表す。

＊：対照群に対して、$P<0.05$の危険率で統計的に有意差のあることを示す。

応が起こるが、その際、体は筋線維の成分であるアミノ酸を必要とするので、筋肉へのアミノ酸の取り込みが亢進しているのだ。そのタイミングで、原料である乳タンパク質（アミノ酸）を摂取すると効率的に筋肉に取り込まれる。サプリメントに糖質が含まれているのは、糖質を摂取することでインシュリンが分泌され、インシュリンは筋肉へのアミノ酸の取り込みを加速し、筋線維の合成（タンパク同化作用）を促進するからだ。そして、その際、体は筋線維の修復だけでなく、少し余分に筋線維の合成を行う。その結果、筋肉が太くなるのだ。運動に対する筋肉の適応反応と考えてもよい。

先で述べたように、生活習慣病の根本原因は、加齢性筋減少症（サルコペニア）である。

したがって、インターバル速歩後の乳製品摂取による筋力向上が、生活習慣病の症状を改善する要因となるはずである。次は、それについて述べよう。

慢性炎症を抑制する

私たちは、先の研究と同様、すでに6ヵ月以上インターバル速歩トレーニングを実施し、筋力向上や生活習慣病の症状改善効果が頭打ちになった中高年女性を対象とした。被験者を無作為に3つの群、すなわち、インターバル速歩のみ（対照群）、インターバル速歩＋低乳製品摂取（低乳群）、インターバル速歩＋高乳製品摂取（高乳群）に分け、その後、さらに5ヵ月間インターバル速歩トレーニングを実施し、その前後で、筋力と炎症促進遺伝子のメチル化を測定した。

低乳製品摂取とは、「市販の6Pプロセスチーズのうち1ピース」、または「4個パックヨーグルトのうち1個」を毎日交互に摂取する（介入期間中の一日の平均摂取量は、総エネルギー59・5kcal、タンパク質4・1g、糖質2・5g、脂質3・7gを含んでいる）。また、高乳製品摂取とは、「市販の6Pプロセスチーズのうち1ピース」＋「4個パックヨーグルトのうち2個」摂取する（介入期間中の一日の平均摂取量は総エネルギー171kcal、タンパク質12・

３g、糖質９・４g、脂質９・４gを含んでいる）。

その結果、トレーニング後、高乳群で筋力が平均８％増加したが、対照群では増加せず、低乳群はその中間の増加量を示した。また、炎症反応を引き起こすのに中心的な役割を果たすとされているNFκB1、NFκB2遺伝子のメチル化（不活性化の程度）は、高乳群でトレーニング前に比べそれぞれ平均29％、44％増加したが、対照群では変化せず、低乳群でその中間の増加量を示した（図3-7）。

ここで、対照群について値がむしろ低下していることについて、「インターバル速歩」をすると症状が「悪化」するのか、と勘違いされる読者がおられると思うので、説明を追加しておく。原因は、段落の最初に述べたように、すでに6ヵ月以上インターバル速歩トレーニングを実施し、その効果が頭打ちになっている被験者を対象としたこと、さらに介入が5ヵ月間という長期間に及んだ結果、季節変動の影響を受けたためと考えられる。私たちの別の研究から、（たとえインターバル速歩を継続していても）夏から冬に至る過程において炎症促進遺伝子の「脱」メチル化が起きることが明らかになっている。原因はカロリー摂取量の増加、食事内容の変化などが推察される。言い換えれば、もし対照群でインターバル速歩を実施していなければ、より高い炎症関連遺伝子の脱メチル化（活性化）が起こる可能性が高い、ということだ。

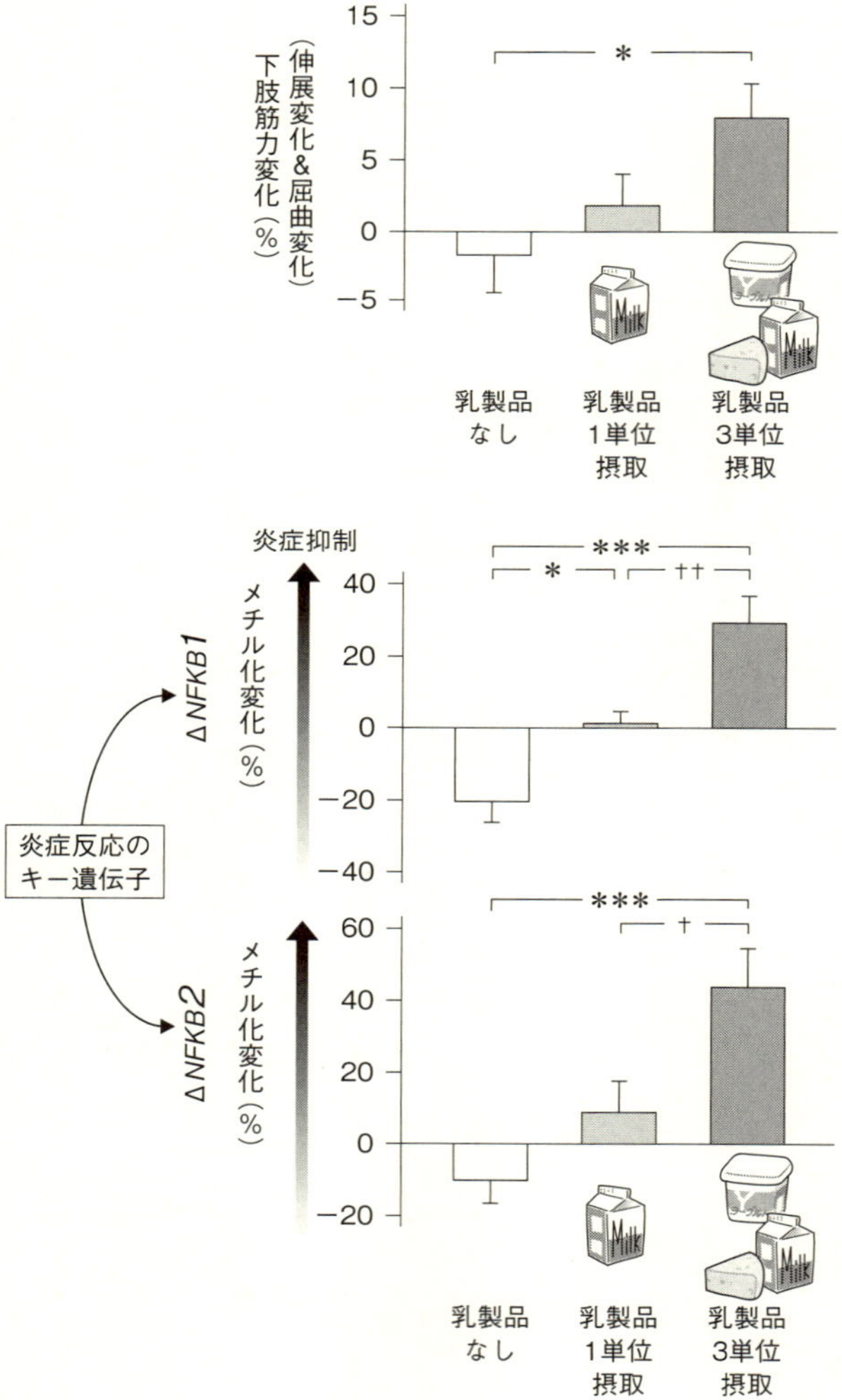
15
10
5
0
−5
下肢筋力変化（伸展変化&屈曲変化）（%）
*
乳製品なし
乳製品1単位摂取
乳製品3単位摂取
炎症抑制
***
*
††
40
20
0
−20
−40
ΔNFKB1
メチル化変化（%）
炎症反応のキー遺伝子
***
†
60
40
20
0
−20
ΔNFKB2
メチル化変化（%）
乳製品なし
乳製品1単位摂取
乳製品3単位摂取

さらに、全遺伝子のメチル化をパスウェイ解析によって網羅的に測定した結果、高乳群では対照群に比べ、NFκB1、NFκB2遺伝子以外の炎症促進遺伝子群やがん関連遺伝子群のメチル化も亢進し、それらの活性が抑制されていることも明らかになった。

以上の結果から「運動+乳製品摂取」が「運動のみ」に比べ、筋力向上を促進し、体内の慢性炎症を抑制することが明らかとなった。

では、なぜ、炎症促進遺伝子の不活性化が起こるのか。その理由は、インターバル速歩の後に乳製品を摂取すると筋力向上が亢進し、筋肉内のミトコンドリアが活性化され、活性酸素などの「排ガス」を出さなくなり、それが、慢性炎症の抑制を引き起こすからだ。

図3-7 インターバル速歩と乳製品摂取の併用による炎症抑制効果

すでに6ヵ月以上インターバル速歩を実施し、その効果が頭打ちになっている中高年女性を無作為に対照群、低乳製品（摂取）群、高乳製品（摂取）群に分け、さらに5ヵ月間インターバル速歩を実施してもらった。棒グラフは対照群、低乳製品群、高乳製品群それぞれの12名、12名、13名の平均値を示し、それぞれの棒グラフの縦バーは標準誤差（平均値の変動範囲）を表す。

＊、＊＊＊：対照群に対して、$P<0.05$、$P<0.001$の危険率で統計的に有意差のあることを示す。

†、††：低乳製品群に対して、$P<0.05$、$P<0.01$の危険率で統計的に有意差があることを示す。

生活習慣病の症状が改善する

ここまで話がすすむと次は、実際に生活習慣病の症状が改善するのか、ということになる。この疑問を検証するために、すでにインターバル速歩を6ヵ月以上実施し、その効果が頭打ちになっている被験者を対象に5ヵ月間、インターバル速歩+プラセーボ摂取（対照群）、インターバル速歩+乳製品摂取（乳製品群）の介入を行い、その前後で、過去1ヵ月間の血糖値の平均値を反映するといわれているHbA1cのレベルを測定した。

その結果、図3-8で示すように、対照群ではHbA1cの値が悪化したが、乳製品群では変化しなかった。対照群でHbA1cが悪化した理由は、介入が秋から翌年の春にかけての寒い時期に行われ、食習慣が変化したのが原因と考えている。実際、冬場はカロリー摂取量が増加し、体重増加、血糖値の上昇が起こる。また、前述のように、NFκB2のメチル化を指標とした炎症反応が冬場に悪化することが原因かもしれない。それに対し、インターバル速歩後に乳製品を摂取することで、ミトコンドリア機能がより改善し、過剰なカロリー摂取にもかかわらず、血糖値を低く維持できたと考えられる。

また、図3-8に示すように、乳製品摂取群では、対照群に比べ血漿アルブミン量低下と血

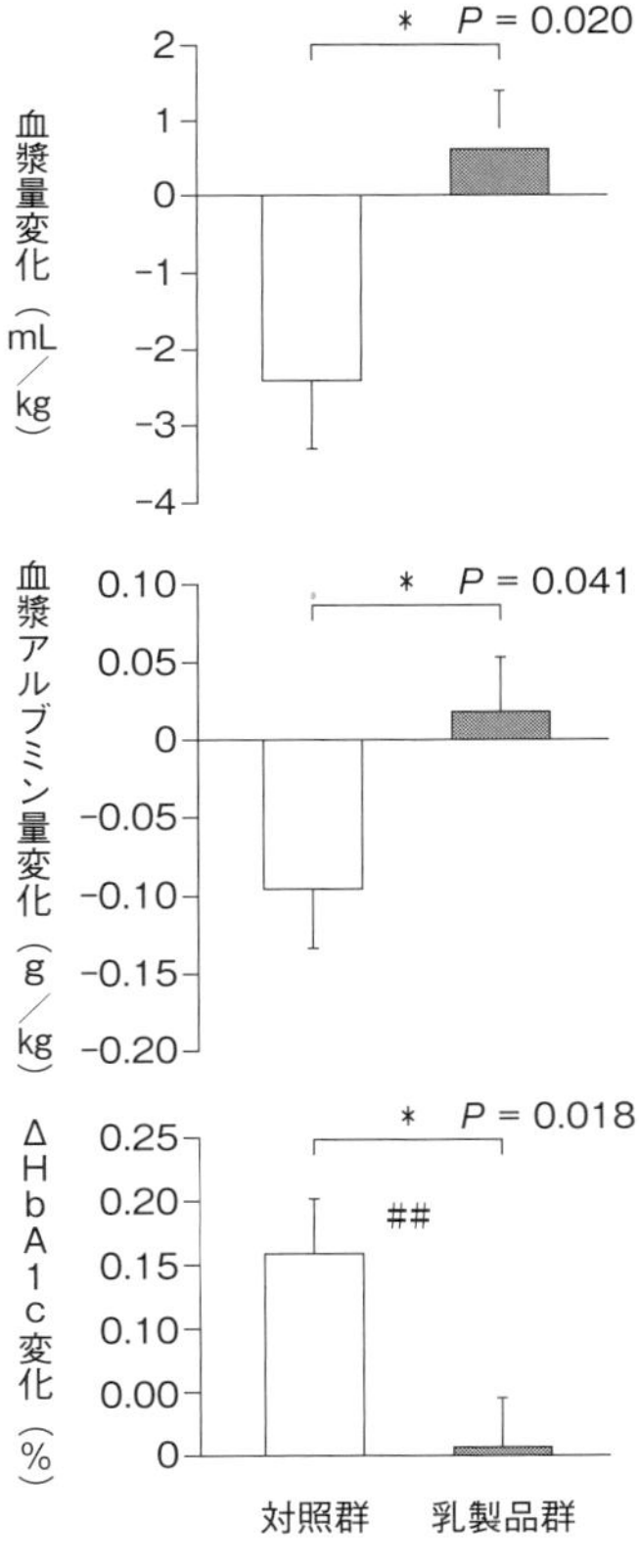

図3-8 インターバル速歩と乳製品摂取による生活習慣病指標の改善効果

すでに6ヵ月以上インターバル速歩を実施し、その効果が頭打ちになっている中高年男女を無作為に対照群、乳製品（摂取）群にわけ、さらに5ヵ月間インターバル速歩を実施してもらった。棒グラフは対照群、乳製品群、それぞれの12名、14名の平均値を示し、それぞれの棒グラフの縦バーは標準誤差（平均値の変動範囲）を表す。

＊：対照群に対して、$P<0.05$の危険率で統計的に有意差があることを示す。

漿量減少が抑制されている。血漿アルブミンは肝臓で合成され血中に放出されるが、血中のアルブミン濃度が上昇すると血管内外の浸透圧差が生じ（膠質《こうしつ》浸透圧）、血管外から血管内へ水分を引き込み血漿量を増加させる。この肝臓でのアルブミン合成が、前に述べた筋肉へのアミノ酸の取り込みと同様、インターバル速歩のようなややきつい運動後30分は亢進しているのだ。したがって、このタイミングでその原料となる糖質・乳タンパク質を含む乳製品を摂取すると、血漿アルブミン量も増加し、血漿量が増加する。この血漿量の増加は、先で述べたように、一回心拍出量を増加し最高酸素消費量を増加して、筋肉はじめ末梢臓器の酸素利用能を高める。すなわち、組織でのミトコンドリア機能の改善に伴って酸素消費能力が向上するが、循環器系でもそれに応えられるように機能強化が行われているのだ。

一方、対照群で、なぜ血漿量が減少したかであるが、先にも述べたメカニズムによって冬場に炎症反応が亢進し、肝臓でのアルブミン合成が抑制された可能性がある。これに対し、冬場にインターバル速歩の後に乳製品を摂取すれば、血漿量の減少を抑制するのだ。冬場に血液の濃縮によって心筋梗塞・脳梗塞などの循環器病患者が増加することが知られているが、それを防止するのに運動だけでは不十分で、その後に乳製品を摂取することで、運動の効果をより確実なものにできるということが、このことからわかる。

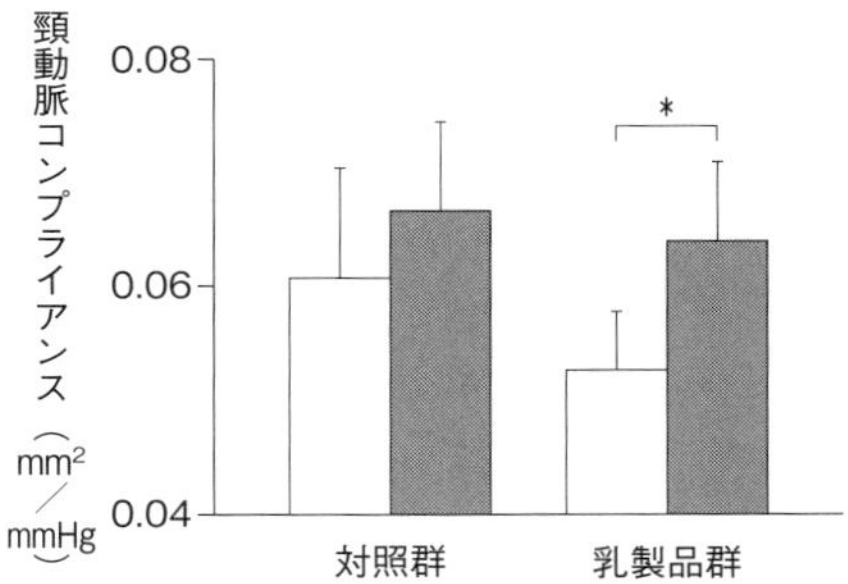

図3-9 インターバル速歩と乳製品摂取による頸動脈コンプライアンス（柔らかさ）の改善効果

すでに6ヵ月以上インターバル速歩を実施し、その効果が頭打ちになっている中高年者を対象に2ヵ月間の自転車運動トレーニングを実施した。トレーニング期間中、運動終了後に乳製品を摂取してもらい、トレーニング終了後、その頸動脈コンプライアンス（柔らかさ）に対する効果を検証した。白抜き、黒塗りの棒グラフは対照群12名、乳製品群11名について、それぞれトレーニング前、後の平均値を表す。それぞれの棒グラフの縦バーは標準誤差（平均値の変動範囲）を表す。
＊：トレーニング前の値に対して、$P<0.05$の危険率で統計的に有意差があることを示す。

さらに、循環器疾患予防といえば、同様の被験者を使った別の実験で、運動後の乳製品摂取が血管を柔らかくするという結果も得ている。

私たちは、中高年男性を対象に、最高酸素消費量の60％の負荷強度で自転車運動を1日60分、週3日、2ヵ月間行っていただき、その間、プラセーボか乳製品を摂取してもらった。その結果、図3-9で示すように、トレーニング後に乳製品を摂取した群で頸動脈が柔らかくなることが明らかとなった。動脈硬化は血管の内皮と実質の隙間に蓄積するコレステロールに起因する炎症反応によって引き起こされるといわれているが、私たちは運動後の乳製品摂取はこの炎症反応を抑制すると考えている。

以上の結果から、インターバル速歩直後の乳製品摂取は体の慢性炎症抑制を促進し、生活習慣病の症状を改善することが明らかとなった。

3-3 「インターバル速歩＋乳製品摂取」で、さらに驚きの効果が

２０１１年、東日本大震災のときに「節電熱中症」がマスコミで報道されたのを覚えておられるであろうか。原発がすべて停止したので、真夏の冷房用空調機の電力が供給できるかどうかが懸念された。そんな状況の中で、私達の研究が急に脚光を浴びた。結論は「夏になる前にややきついと感じる運動（インターバル速歩の早歩き）を15分程度実施し、その後にコップ1杯の牛乳を飲めば暑さに強い体になる」というものである。すなわち、ヒトの体熱の外部への放散は、皮膚血流と発汗で行われるが、運動後の乳製品摂取でそれらの機能が著しく改善して

熱中症のリスクを下げるのだ。全般的なヒトの体温調節メカニズムについては、【コラム4】を参考にしていただくこととして、ここでは、その研究結果を紹介しよう。

皮膚血流量を増やす

図3―10は、気温30℃の部屋で若い人に自転車をこいでもらったときに、生理食塩水を点滴した場合としない場合について、食道温、脳温と皮膚血流との関係を調べたものだ。細い食道温測定用プローブは鼻の穴から挿入するのだが、その先端が、ちょうど心臓の左心房の裏側にくるように固定するので、食道温は左心房の中の血液温を反映する。さらに、その左心房の血液は、次の心室収縮で脳に送られるので、図の横軸の食道温は脳温を反映すると考えてよい

さて、図3―10で示すように、点滴をしない場合は、食道温が37・6℃以上になると、皮膚血流は上昇しない。一方、点滴をした場合は、食道温が37・6℃以上でも、その温度上昇に応じて皮膚血流が上昇し続けた。すなわち、点滴によって血液量が上昇すれば、皮膚血流量が上昇し、体温調節反応も促進することになる。血液量が体温調節能を決定するのだ。

実は、運動時のスポーツドリンク摂取がすすめられているのは、発汗によって血液量が低下

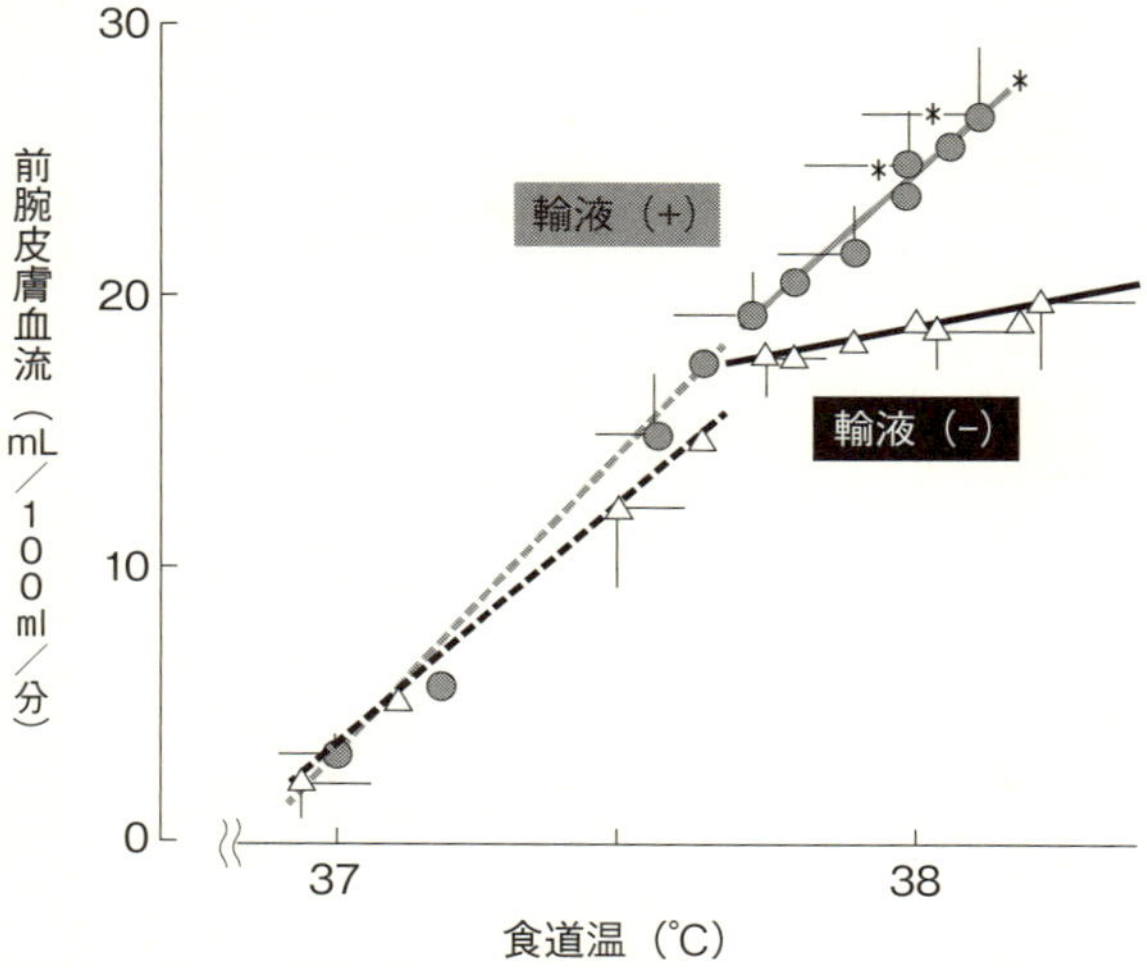

図3-10　暑熱環境下運動時の輸液効果

6名の若年男性を対象に、気温30℃、相対湿度20％の環境下で最高酸素消費量の60％に相当する自転車運動を50分間実施し、後半の30分間に0.29ml/kg/分の速度で輸液を行い（輸液（+）：●）、食道温と前腕皮膚血流の関係を、輸液を行わない条件（輸液（−）：△）と比較した。それぞれのシンボルは6名の平均値を表し、縦、横バーは標準誤差（平均値の変動範囲）を表す。

＊：輸液（−）に対して、$P<0.05$の危険率で統計的に有意差があることを示す。

するのを回復させることで、体温調節能が改善することが根拠になっている。そのために、スポーツドリンクに求められる効能としては、胃にもたれないこと、腸からの吸収が速いこと、血液量の回復が早いことの3点で、これまで、これらの要素を改善するために多くの研究がなされてきた。しかし、スポーツドリンクは、発汗による脱水で生じる体温調節能の劣化を防止する対策であって、血液量を増やして暑さに強い体を作ることは念頭におかれていない。なお、スポーツドリンクの開発の詳細と乳製品摂取と使い方の区別は後で述べる。

では血液量を増やすにはどうするか。一番簡単なのが、血液ドーピングである。たとえば、マラソンなどの競技が控えている選手なら、競技開催数週間前に自分の血液を医療機関に預けておき、それを競技直前に輸血すればよい。しかし、これは「違法」である。

もっと合法的で簡単な方法で、血液量を増加できないか。それが、運動直後の乳製品摂取である。私たちは、最高酸素消費量の80％以上の高強度運動と30％の低強度運動を3分間ずつ5セット繰り返す従来の「インターバルトレーニング」を実施し、その後30分以内に、オリジナル（非売品）の乳製品（糖質35ｇ、乳タンパク質12ｇ）または、プラセーボ（糖質7ｇ）を摂取させた。そして、同一被験者において、2週間以上の無介入期間をおいた後、それぞれの条件を入れ替えて介入を行う、いわゆるクロスオーバー方式で実験した。

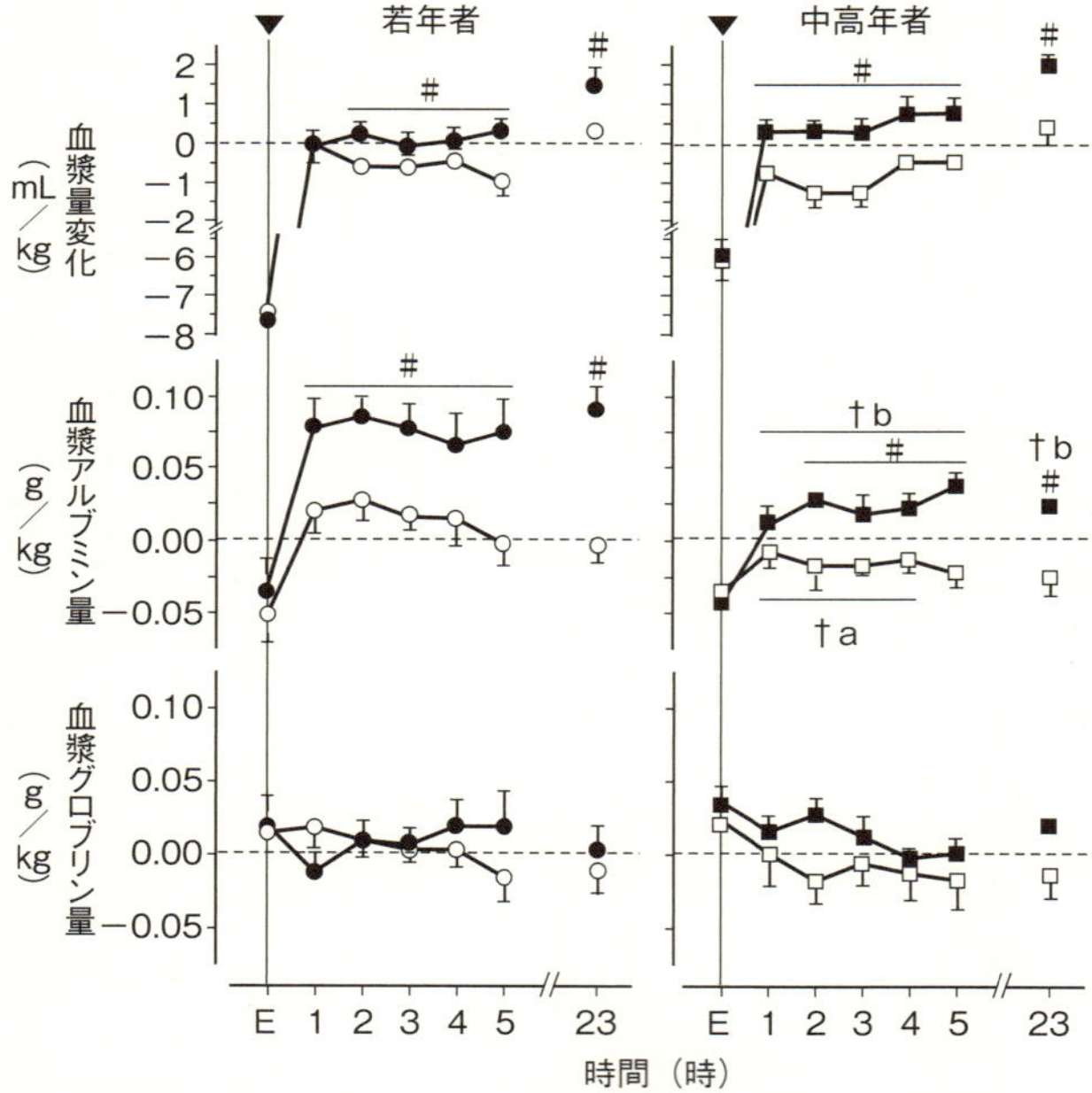

図3-11　運動直後の乳製品摂取が血漿量、血漿アルブミン量、血漿グロブリン量に与える変化

若年者、中高年者に90分間のインターバル運動を1ヵ月以上の回復期を挟んで2回実施し、その後30分以内に、プラセーボ（若年者：○または中高年者：□）または乳製品（若年者：●または中高年者：■）を摂取してもらった。それぞれのシンボルは、若年者、中高年者、それぞれ8名の平均値を示し、それぞれの点の縦バーは標準誤差（平均値の変動範囲）を表す。

♯：プラセーボ群に対して、$P<0.05$の危険率で統計的に有意差のあることを示す。

†a、†b：若年者のプラセーボ条件、乳製品条件それぞれに対して、$P<0.05$の危険率で統計的に有意差があることを示す。

図３－11は、その際の血漿アルブミン量と血漿量の変化を若年者、中高年者で検討した結果である。図からわかるように、まず、乳製品摂取条件では、若年者、中高年者とも、摂取後１時間以内にプラセーボ条件に比べ、血漿アルブミン量、血漿量ともども上昇し、その増加は23時間まで維持された。この血漿アルブミン量、血漿量が増加する理由は、先で述べたように、運動終了後30分は、肝臓でのアルブミン合成能が高まっているので、そのタイミングで、材料となるアミノ酸を多く含む乳タンパク質を摂取するとアルブミンが多く産生され、血漿量が増加するというわけだ。

血漿量の増加と体温調節能

では、この血漿量の増加によって、実際、体温調節能は改善するのか。私たちはまず、大学で運動部に所属している男子学生を対象に、気温30℃、相対湿度50％に調節した人工気候室内で、最高酸素消費量の60％に相当する強度の自転車運動を１日30分、週５日間行わせた。その際、その日の運動直後30分以内に、市販品（当時）の乳製品（糖質30ｇ、乳タンパク質23ｇ）、またはプラセーボ（糖質６ｇ）を摂取させた。そして、その介入前後に、血漿量と体温調節能（血漿アルブミン量）を測定した。

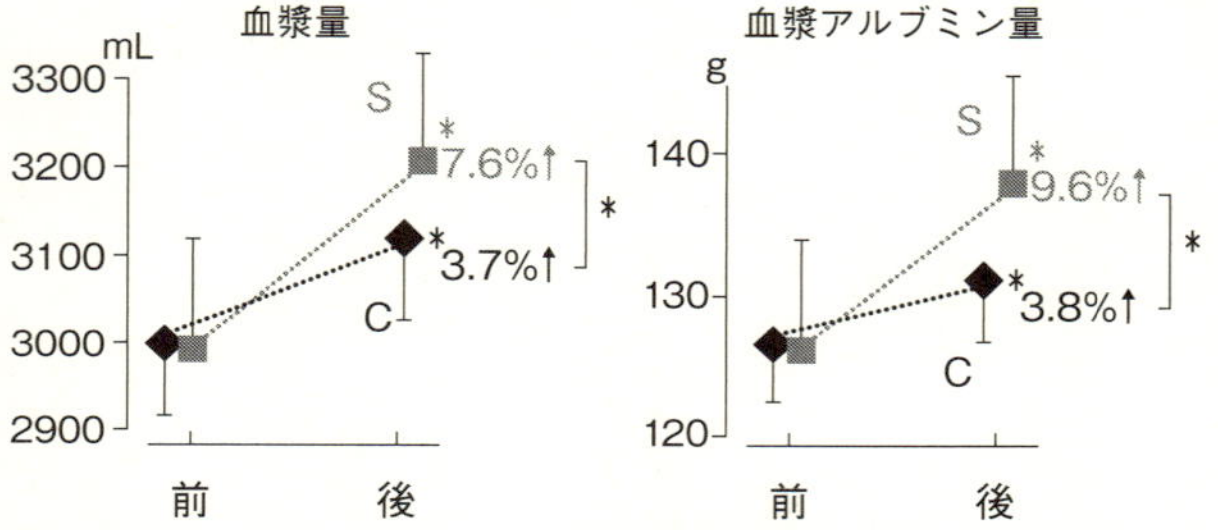

図3-12　若年者を対象とした5日間の自転車運動トレーニング中の乳製品摂取が、血漿量、血漿アルブミン量に与える効果

毎日30分の運動後30分以内にプラセーボ（◆）または乳製品（■）を摂取してもらった。各シンボルは9名の平均値を表し、それぞれの点の縦バーは標準誤差（平均値の変動範囲）を表す。

その結果、図3-12で示すように、介入後のプラセーボ群でも、血漿アルブミン量、血漿量が増加したが、乳製品摂取群ではその増加率がプラセーボ群の2倍以上となった。そして、図3-13で示すように、乳製品摂取群では、運動時の食道温上昇に対する皮膚血管コンダクタンス（平均血圧に対する皮膚血流量）の変化（皮膚血管拡張感度）、発汗速度（発汗の感度）ともにプラセーボ群に比べ、3倍ほど改善した。運動直後に、コップ1〜2杯の牛乳に相当する乳タンパク質を含む乳製品を摂取するかどうかで、ここまで運動効果が異なるのだ。

さらに、中高年者ではどうか。私たちは、平均年齢69歳の男性を対象に、1日30分、週3日、2ヵ月間の自転車運動を実施してもらい、その日の運動後30分以内にオリジナルの乳製品（糖質15g、乳タン

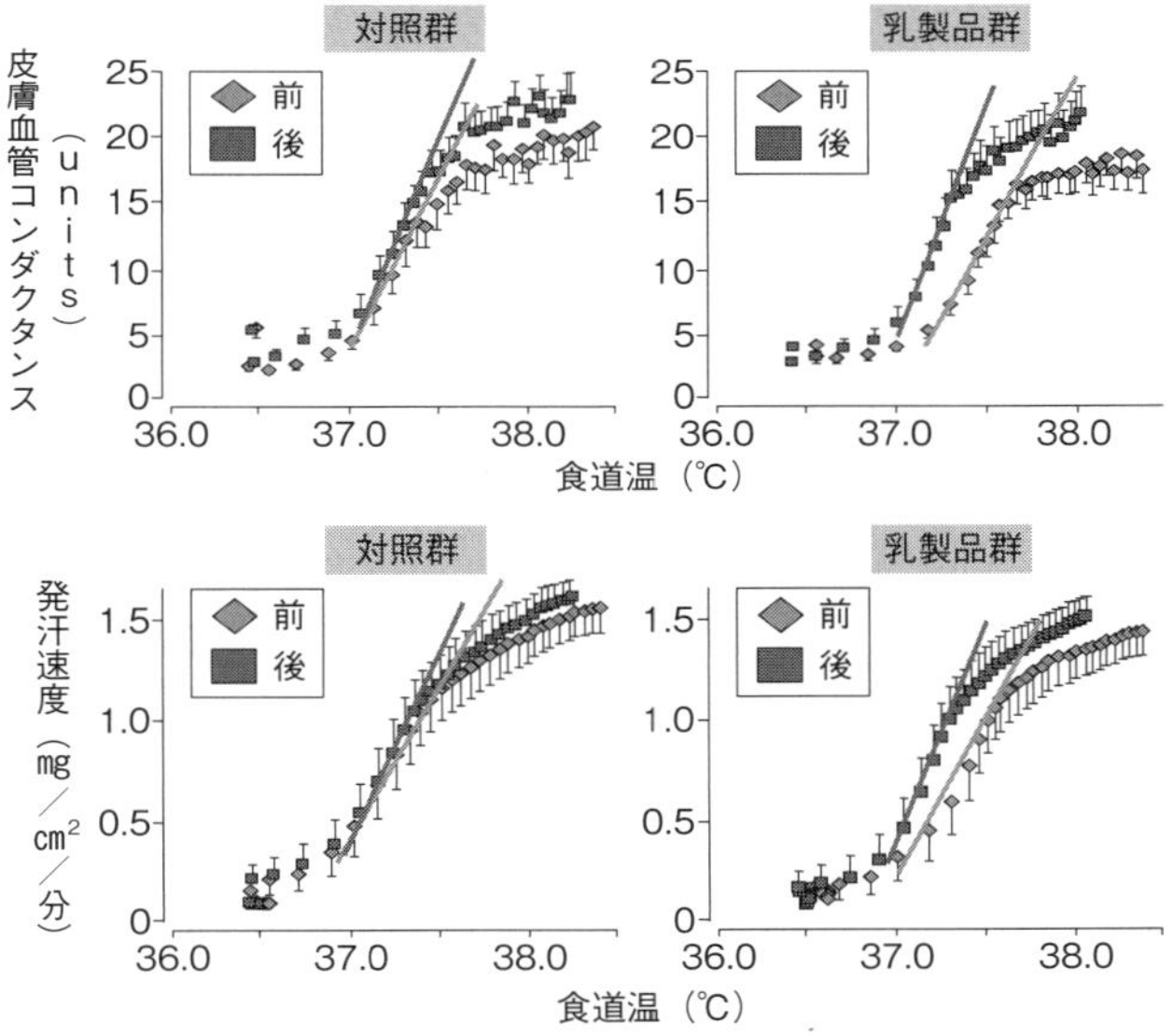

図3-13　図3-12と同様の自転車運動トレーニング前後の体温調節能（皮膚血管コンダクタンス、発汗速度）の変化

皮膚血管コンダクタンス＝皮膚血流量／平均血圧
毎日30分の運動後30分以内にプラセーボまたは乳製品を摂取してもらった。各シンボルは9名の平均値を表し、それぞれの点の縦バーは標準誤差（平均値の変動範囲）を表す。

パク質10g）またはプラセーボ（糖質25g）を摂取させた。

その結果、介入後、乳製品摂取群では血漿アルブミン量、血漿量が6％増加し、それに比例して運動時の食道温上昇に対する皮膚血管コンダクタンスの変化が2倍、発汗速度が20％増加した。

以上の結果から、若年者、中高年者を問わず、一定期間の運動トレーニング中の乳製品摂取が、体温上昇に対する皮膚血流量増加、発汗反応を亢進すること、そして、それは血漿量の増加が原因であることが明らかとなった。

これらの研究結果は、室内の自転車エルゴメータを用いた運動トレーニングの場合であって、インターバル速歩の場合はどうか、という疑問を持つ読者がおられるかもしれない。ただ、自転車運動であっても、インターバル速歩であっても、運動強度、1週間あたりの運動量は変わらないので、同じ効果が得られると考えていい。実際、体温調節反応は測定していないが、図3-8で示したように、5ヵ月間のインターバル速歩トレーニング中、実施日の運動直後に乳製品を摂取すれば、摂取しない場合に比べ、血漿アルブミン量、血漿量がともに6％上昇することがその根拠となる。

以上のことから、インターバル速歩を実施し、その後、コップ1〜2杯分の牛乳（一般的な牛乳の例では、200㎖中に糖質が9・6g、乳タンパク質が6・6g程度含まれるので、それを1〜2杯を目安に摂取する）か、それに相当する乳タンパク質を含む乳製品を摂取すれば、劇的に体温調節を改善することができる。本格的な夏が到来する5月ごろをめどに、ぜひ実施してほしい。

さて、ヒトの血液量は、運動習慣のない方で体重の7％程度であるから、70kgの体重の場合約5000㎖で、血漿量はその60％だから約3000㎖である。一方、ここで紹介した運動後の乳製品摂取で増加する血漿量は、せいぜい200㎖でほんのわずかである。それなのになぜ、こんなに劇的な効果が得られるのか、不思議に思う方もおられるだろう。詳細は第1章の1-6節を参考にしてほしいが、要約すると、運動時には筋ポンプなどの影響で（静脈）血管容積が安静時のなんと1／3に減少し、わずかな血液量の増加でも多くの血液が心臓に戻ってくる。その結果、反射性に皮膚血管が拡張し、さらに、心臓から拍出される血液量が増加し、皮膚血流量の増加、発汗量の増加が起きるのだ。

コラム4

ヒトの体温調節と熱中症発症メカニズム

最近の真夏は、気温が40℃以上になることも頻繁にあって、熱中症の疑いで病院に搬送される人が年間5万人以上に達する。しかも、ほぼ半分が高齢者である。もし、朝の天気予報で、その日の最高気温が33℃以上になるという予報が出れば、その日は注意した方がよい。熱中症の可能性がぐんと上がるからだ。

その理由を述べる前に、1−6節でも触れたが、ヒトの体温調節機能について少し説明しておこう。ヒトは生きている限り、体内で熱を発生している。安静時で1㎉程度だ。したがって、もし、この熱量が体外に放散されなければ、じっとしていても2時間程度で体温が1℃上昇して熱中症の危険がある。さらに、中等度の強度の運動をすれば、その時間は20分程度に短縮される。

それを防止するために、ヒトは皮膚血流と発汗という2つの熱放散メカニズムを持っている（体温調節反応）。それを調節しているのが脳の体温調節中枢に存在する温度感受性神経細胞群だ。この神経細胞群は脳の温度の変化に敏感に反応する。体温が上昇してこれらの細胞が興奮すると、交感神経の一部（能動性皮膚血管拡張神経）を興奮させて皮膚血管を拡張し皮膚血流量を増加させる。さらに、発汗神経を興奮させて汗腺からの発汗を促す。皮膚血流量の増加は皮膚を温め、皮膚温と外気温との間に温度勾配を形成し、熱を体内から外界に放散する（非蒸散性熱放散）。これは、ちょうど水が高い場所から低い場所に流れる理屈とよく似ている。さらに発汗は、皮膚表面を濡《ぬ》らし、それが気化するときに奪う気化熱によって体熱を体内から外界に放散する（蒸散性熱放散）。たとえば注射を受けるときに消毒のためアルコール綿で皮膚表面を拭うと冷たく感じるが、これは皮膚表面からアルコールが気化するために皮膚から気化熱を奪うからだ。

では、なぜ、気温が33℃以上になると熱中症の危険が高まるのか。それは、通常、皮膚温は33℃以上にはならないので、気温がそのレベル以上になると非蒸散性熱放散が役に立たず、蒸散性熱放散が唯一の熱放散の手段になるからだ。

また、通常、汗腺がスムーズに汗を分泌できるようになるには、暑い環境に1～2週間さらされる必要がある。したがって、たとえば5月ごろ、まだ十分な発汗ができる体になっていないのに、急に気温が33℃以上になる日があると、熱放散ができず熱中症になってしまう。

さらに、その際、気温だけでなく湿度まで高いと、たとえ汗が多少分泌されても汗が気化しにくくなっているので熱中症のリスクが増加する。特に運動習慣がない中高年者では、もともと非蒸散性、蒸散性ともに熱放散能力が若い人に比べ1／3以下にまで低下しているために、熱中症のリスクが高い。

では、どうすればよいか。当然考えられるのは、体を暑い環境に何回も長時間さらして、体を暑さに積極的に〝慣れさせる〟ことだ。この理論的背景には、体温放散をつかさどっているのが皮膚血流量、発汗量で、それらを調節しているのが脳の体温調節中枢なのだから、脳に頻繁に高体温の刺激を与えれば、体温調節反応が改善するだろう、というわけだ。そのため、スポーツ現場では、サウナに入ったり、わざわざ暑い環境で（カッパまで着て）運動したりして、まるで苦行僧のようなことをやっている人をよく見かける。しかし、そこまではなかなか普通はできないし、高齢者などにはむしろ体調を崩すリスクになるかもしれない。

もっと効率的に暑さに強い体をつくることはできないのか。そこで思いついたのが、本文で述べているような、インターバル速歩などの運動直後の乳製品摂取によって血漿量を増加させる方法である。その結果、1－6節で述べたメカニズムによって体温調節が向上するのだ。

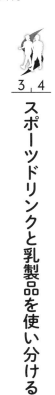

3-4 スポーツドリンクと乳製品を使い分ける

本題に入る前に、まず、スポーツドリンクと真水の違いについて述べよう。暑熱環境下でウォーキングなどの運動を長く実施すると多くの汗をかく。それは体温を一定に維持するための体の反応である。外気温があまり高くない場合は、皮膚血流を増加させて皮膚温を上昇させ、外気温との温度差で体熱を放散するが、外気温が33℃以上になると、発汗が唯一の体熱放散のツールとなる。

では無制限に汗をかけるのかというとそうではなく、発汗によって体液が失われるので血液量が減るし、汗は体液よりも電解質濃度（浸透圧）が低いので、体液の浸透圧も上昇する。体液の減少は動脈血圧を下げるリスクがあるので体は皮膚血管の拡張を抑制しようとするし、体液の浸透圧の上昇は脳の視床下部という場所にある浸透圧受容体を刺激し、皮膚血管の拡張と発汗を抑制する。その結果、体熱の放散が抑制され、熱中症のリスクが高まる。

それを防ぐためには、汗で失った水分と電解質の補給が一番である。ところが、通常、汗の電解質濃度は体液の半分の濃度なので、失った量の水分だけを摂取すると、体液の電解質濃度（浸透圧）が低下し、電解質濃度が元に戻った時点で喉の渇きが止まってしまう。そして、たとえ、それ以上摂取しても、余分な水分は尿中に排泄される。すなわち、体は体液の「量」を元に戻すより、体液の電解質濃度（浸透圧）を元に戻す方を優先するのだ。したがって、発汗後の体液量を元に戻すには電解質（食塩）を含んだ溶液を飲む方がよい。

しかし、食塩水は腸からの吸収が遅い。腸での水分の吸収は、腸の管腔内と血漿の浸透圧勾配にしたがって受動的に行われるから、食塩水を飲むと、真水に比べて浸透圧勾配が減弱して吸収しにくくなり、お腹にもたれるし、最悪、下痢を起こしてしまう。

それを防ぐために、腸管細胞にはナトリウムイオン（Na^+）ポンプがあり、そのポンプがエネルギーを使ってNa^+を能動的に管腔側から血漿側へ汲《く》み入れることによって、食塩水でも吸収できる仕組みになっている。ところが、このポンプはブドウ糖との共役輸送体（2種類の物質が膜を通る）で、溶液にブドウ糖があれば活性化するのだ。したがって、スポーツドリンクは、食塩とブドウ糖の両方を含んでいる。これを摂取することで、迅速に脱水を回復できるのだ。

ただ、どんなにたくさんスポーツドリンクを摂取しても、体液を運動前のレベルより増加させることはできない。その理由は、体液の量は心臓の心房壁にある圧受容器（心肺圧受容器）などでモニターされ、それが伸展すると、腎臓の糸球体から濾過《ろか》された水と電解質の再吸収量が低下し、尿として排泄されてしまうからだ。

しょっぱい食品（たとえば、コンビーフ、つけもの、お寿司など）をたくさん食べると、体液の浸透圧が上昇し、食後に喉が渇き水を大量に飲む。その結果、体重が増える。しかし、1～2日すると元の体重に戻っている。それは、この体液量の調節メカニズムが働いているからなのだ。その精度は驚くほど正確だ。

では、体液量を増加させるにはどうすればよいのか。それにはこれまで述べてきたように、まず運動すること、そして乳製品摂取なのだ。そうすることで、血管が柔らかくなって血液を貯めやすくなり、さらに血漿アルブミンの合成が促進し、血中含有量が増え、血液量が増加するのだ。ただ、それらの反応が起きるには数時間以上かかるので、急場の熱中症を避けるには不適当だ。そこで、「今日」の熱中症予防にはスポーツドリンクを、「明日」の熱中症予防には運動後の「乳製品摂取」を、と皆さんにすすめている。

3-5 インターバル速歩のリハビリテーションへの応用

さて、これまで述べてきたのは、比較的健康な中高年者についてであるが、このインターバル速歩をリハビリテーション医療へ応用できないかと考えている。たとえば、腰痛、膝痛で悩んでいる方や、超高齢で足腰が弱っている方に、いきなりインターバル速歩をすすめてもやってくれるとはとても思えない。そんな方でも気軽にインターバル速歩を実施できる工夫はないだろうか。

あるいは、ある外科手術後には、機能回復のために一定期間病院内でマシンを使ったリハビリテーション医療が保険適用になっているが、手術後保険適用が許される入院期間は、せいぜい2週間で、それ以降は外来による治療を受けなければならない。その場合、保険でカバーされる範囲は限定されているし、なにより自宅から病院に通うのが、身体的にも経済的にも大変だ。

そこでまず、腰痛、膝痛で悩む患者さんのために検討した「水中インターバル速歩」の効果について解説しよう。次に、大腿骨頭全置換術という手術を受けた患者さん、さらに、老健施設のデイケアサービスに通う患者さん、がんの摘出手術や化学療法を一応終えた患者さんの例を紹介しよう。

腰痛・膝痛の人にもできるインターバル速歩

胸の高さまで水に浸かると、浮力のために膝関節や脊柱に体重がかからず、膝の痛みが軽減され、思い切ってインターバル速歩が実施できることは誰でも理解できるであろう。さらに、詳細は次項を参考にしていただきたいが、水中では運動中の動悸がおさまり、息切れが起こりにくくなる効果もあるのだ。

図3-14は、安静、ゆっくり歩き、中くらい歩き、最速歩きの3段階ステップアップ歩行を3分間ずつ実施した際の酸素消費量と心拍数の関係を示したものである。図からわかるように、水中では陸上に比べ全運動強度にわたって10拍ほど1分間あたりの心拍数が低下していることがわかる。その結果、同じ運動強度（酸素消費量）の運動をしても、一定の筋血流量を稼ぐための心拍数が節約できる。

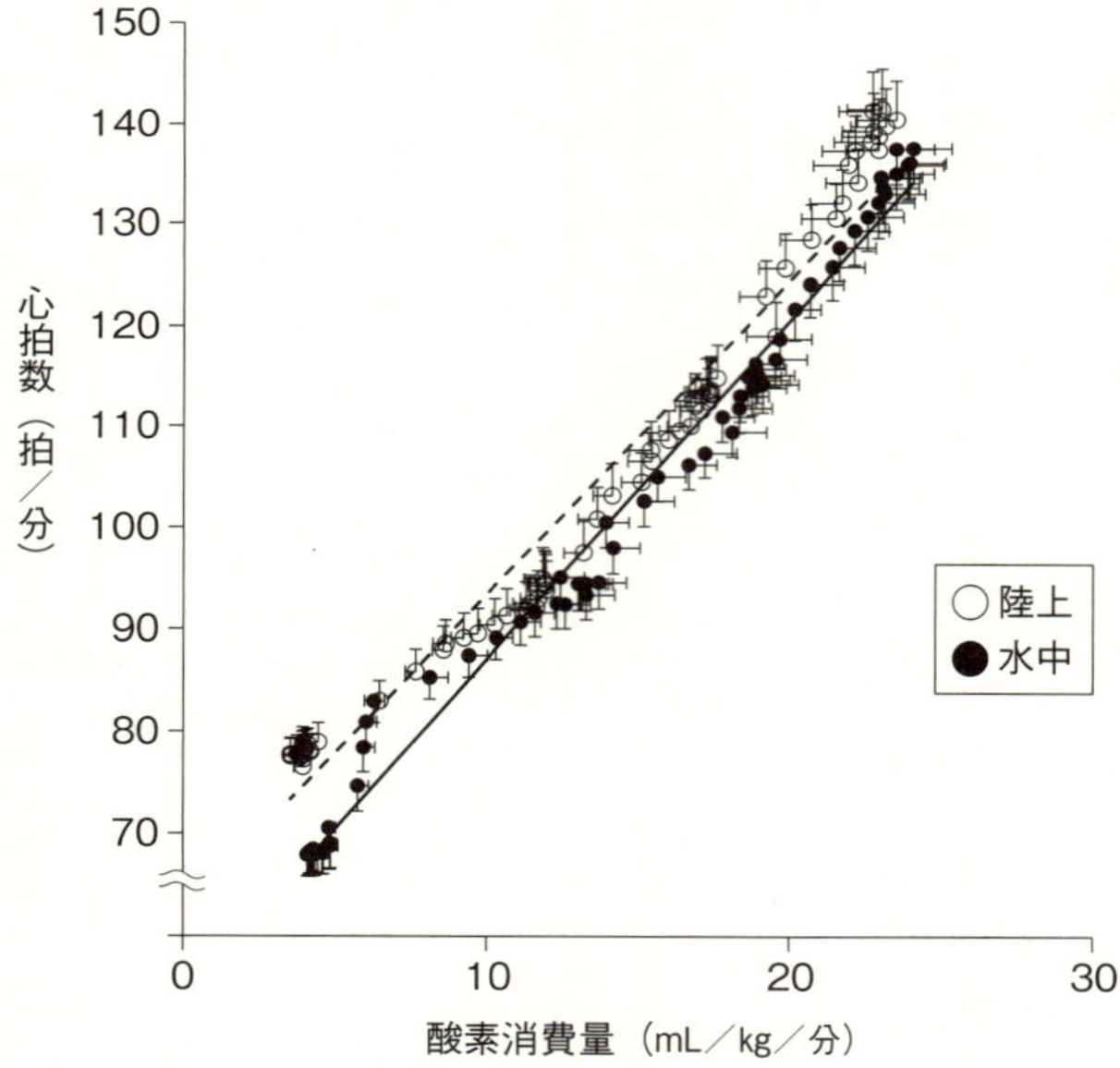

図3-14　負荷漸増歩行（3段階ステップアップ歩行）を陸上（○）、水中（●）で行った際の10秒ごとの酸素消費量と心拍数との関係

各シンボルは16名の平均値を表し、それぞれの点の縦バーは標準誤差（平均値の変動範囲）を表す。

図3－15は先の3段階ステップアップ歩行を実施した際の、運動強度（酸素消費量）に対する二酸化炭素排出量を示したものである。図から、酸素消費量が上昇するのに比例して二酸化炭素排出量が増加するが、ある一定レベルを超えると、一定の酸素消費量に対する二酸化炭素排出量の割合が増加する。これは、血中の乳酸濃度の増加に伴い水素イオン濃度が増加し、これが血中の重炭酸イオンと反応して二酸化炭素が生じることによる。それが呼気ガスの中に排出されたものが血中の乳酸濃度の指標とされ、このときの酸素消費量を「無酸素性閾値」と呼ぶ。自覚症状としては「息切れ」である。この無酸素性閾値が水中では陸上に比べて上がり、高運動強度にシフトしているのがわかる。すなわち、乳酸が出にくくなっているのだ。このように、一定の運動強度に対し心拍数が低下し、息切れが抑制されているのだから、足、腰の負担が軽くなるのに加え、楽に運動ができるようになるのだ。

だから、トレーニングにおいても、本人が「ややきつい」と感じる早歩きのインターバル速歩を水中でやってもらうと、陸上に比べ、より高い強度の運動ができる。図3－16は、2ヵ月間インターバル速歩のトレーニングを実施した際に、早歩き中のエネルギー消費量を1週間ごとに測定し、その経過を陸上と水中で比較した結果である。トレーニング開始時から陸上に比べ、水中では10％程度高い強度で早歩きを実施しているのがわかる。そして、トレーニング開

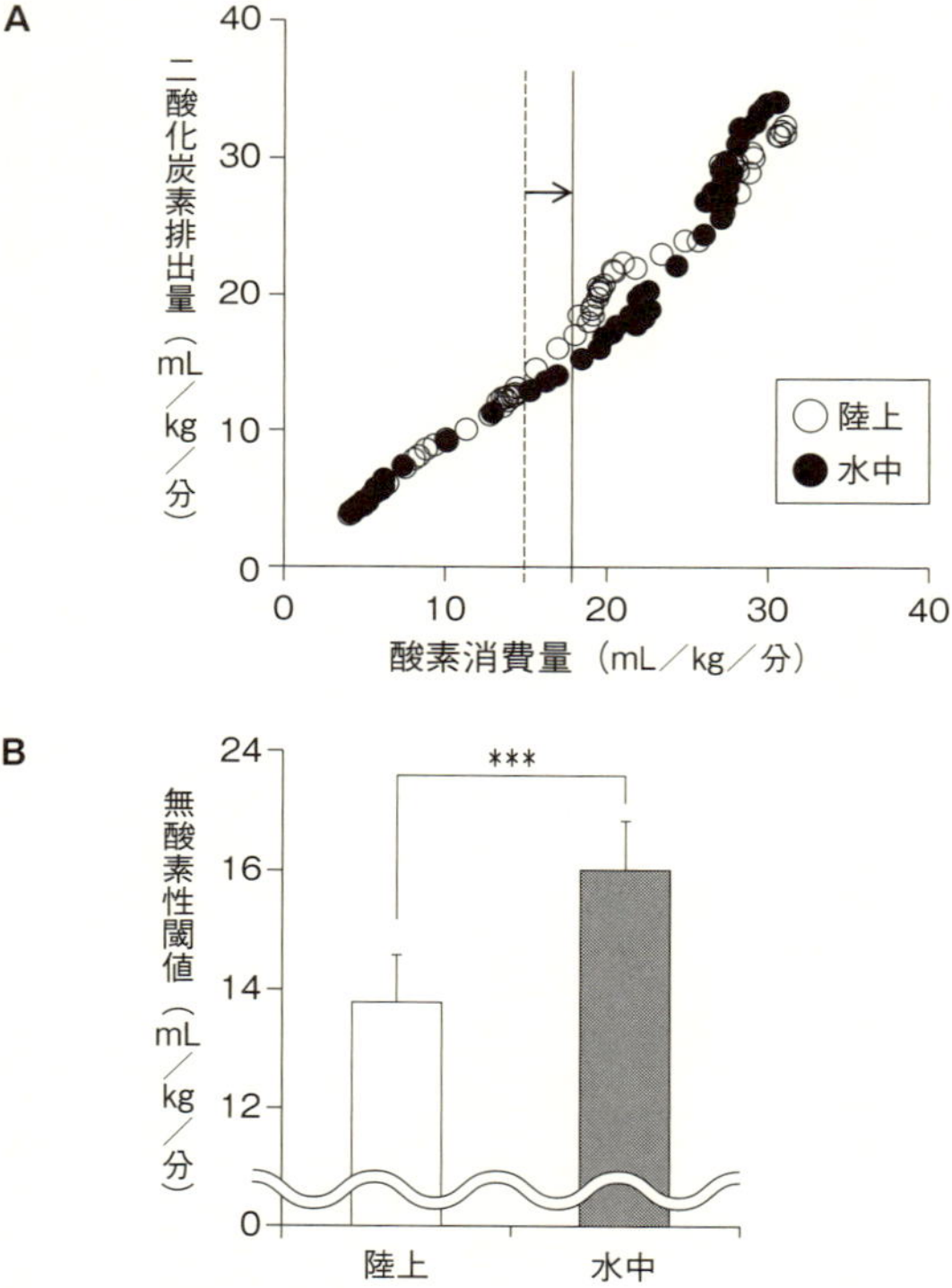

図3-15　負荷漸増歩行（3段階ステップアップ歩行）を陸上（○）、水中（●）で行った際の10秒ごとの酸素消費量と心拍数との関係

負荷が一定レベルまで上昇すると、酸素消費量に対する二酸化炭素排出量の割合が増加する。これは血中で乳酸による水素イオン（H^+）濃度が増加し重炭酸イオン（HCO_3^-）と反応して二酸化炭素が生成され、それが呼気ガス中に排泄されることで起きる。これを無酸素性閾値と呼び、血中乳酸濃度が上昇し始める指標となる。図Bの棒グラフは、陸上（白抜き）、水中（黒塗り）の無酸素性閾値の16名の平均値を表し、それぞれの縦バーは標準誤差（平均値の変動範囲）を表す。

＊＊＊：対照群に対して、$P<0.01$の危険率で統計的に有意差があることを示す。

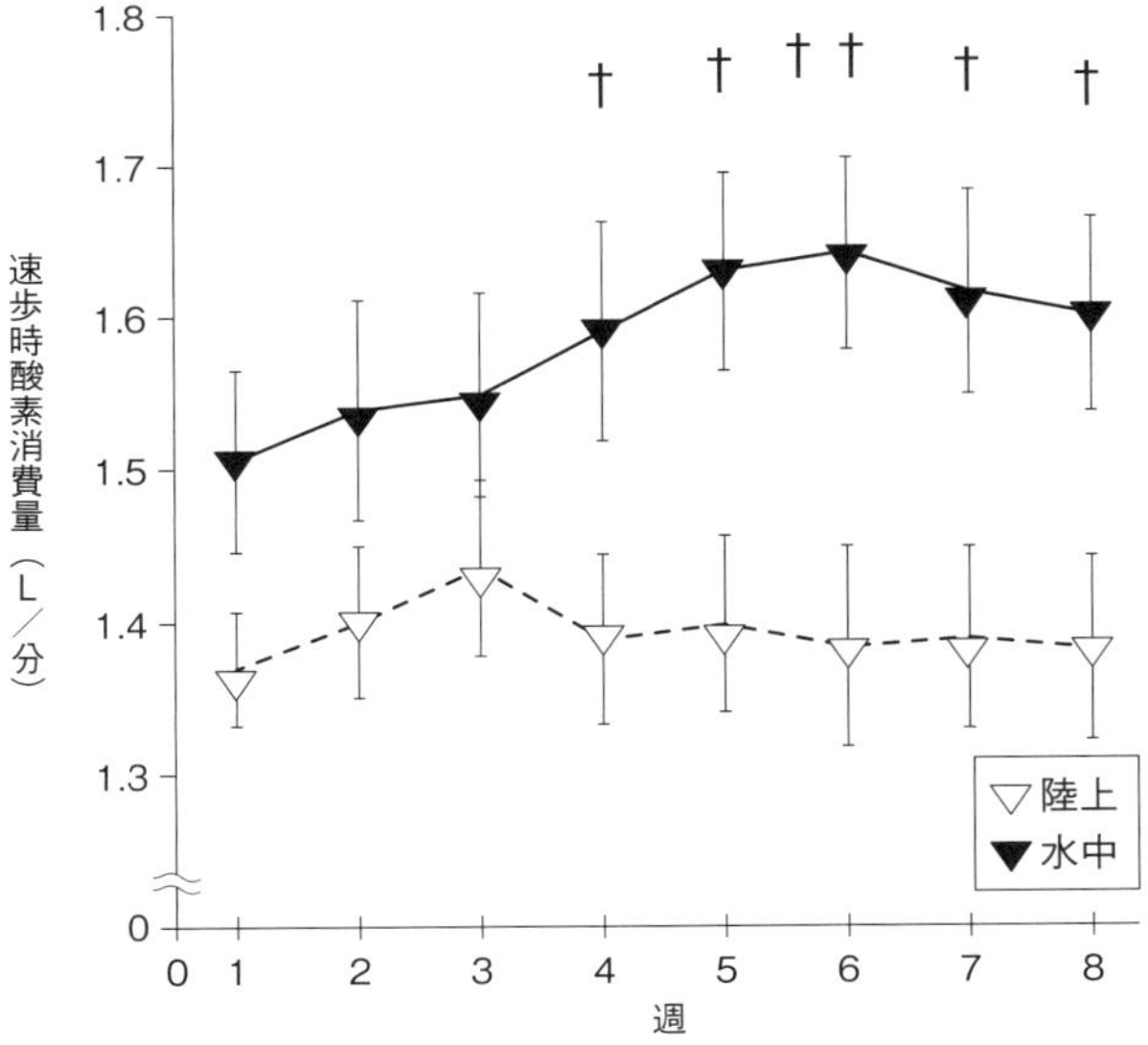

図3-16　８週間の陸上（▽）と水中（▼）のインターバル速歩トレーニング中の早歩き中の酸素消費量を１週間間隔で示す。
各シンボルは陸上、水中、それぞれ16名、15名の平均値で表し、それぞれの点の縦バーは標準誤差（平均値の変動範囲）を表す。
†、††：陸上群に対して、$P<0.05$、$P<0.01$の危険率で統計的に有意差のあることを示す。

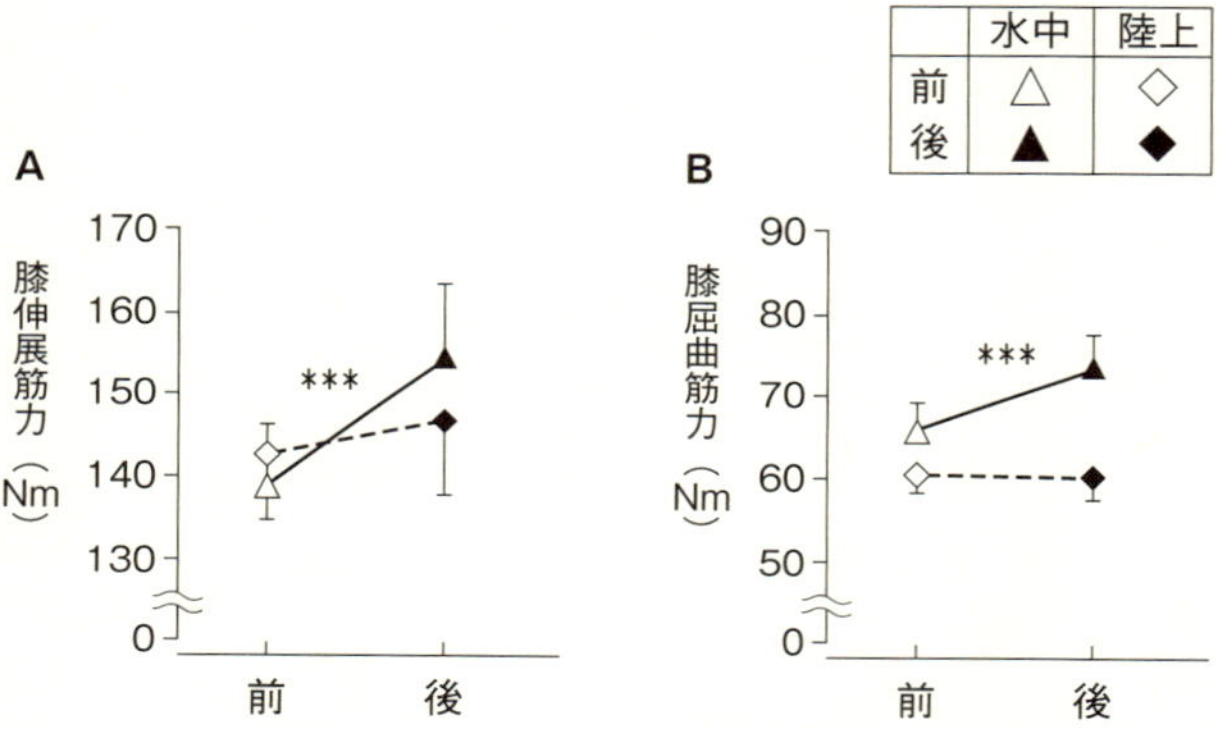

図3-17　図3-16で示したトレーニング前後の膝の伸展、屈曲筋力

各シンボルは陸上、水中、それぞれ16名、15名の平均値で表し、それぞれの点の縦バーは標準誤差（平均値の変動範囲）を表す。

＊＊＊：筋力の増加量が、陸上群に対して、$P<0.01$の危険率で統計的に有意差があることを示す。

始後4週間が過ぎると、水中トレーニング群では、（おそらくトレーニングの効果で）開始時に比べ10％程度高い強度で早歩きをしているのがわかる。一方、陸上トレーニング群では、まだトレーニング効果は現れていない。

その結果から、8週間のトレーニング後に、膝の伸展筋力、屈曲筋力、最高酸素消費量、乳酸閾値を測定してみた。水中トレーニング群では図3-17で示すように、膝の伸展筋力、屈曲筋力がそれぞれ10％上昇しているが、陸上ではそれほど増加していない。

このように水中インターバル速歩は、関節痛を患っていない方々でも、施設さえあれば積極的に実施してほしい、お得な運動トレーニングなのだ。

水中インターバル速歩が楽なメカニズム

水中インターバル速歩のメリットは、関節に体重の加重が起こらず、関節痛が緩和されることだ。しかし、医学的にもっと興味深いことが水中では起こるのだ。それを説明しよう。

ここで重要なことは、頸部より上は大気中にさらされているということである。すなわち、肺内圧はほぼ大気圧のまま、頸部より下は水圧の影響を受けるので、下半身の血管内圧は右心房に比べて高くなる。その結果、静水圧差にしたがって、多くの血液が心臓に戻ってくる。実際、このときの心臓をX線画像で見ると陸上に比べ大きくなっている。先に述べたように、心臓は戻ってくる血液を必ず押し出すという性質を持っているので、1回の拍動で全身に押し出す血液量が増える。

さらに、心臓の壁にある伸展受容器（圧受容器）が刺激されて、反射性に「能動性皮膚血管〝収縮〟神経」である交感神経活動が抑制され、筋血管を拡張する（先に述べた、「能動性皮膚血管〝拡張〟神経」は、逆に活性化される）。そして、多くの筋血流量が確保され、その結果十分な酸素が筋肉に供給されて乳酸産生が抑制され、筋肉痛や息切れが起こりにくくなる。

さらに、もう一つ水中インターバル速歩の「お得な」情報をお知らせしよう。先に、水中では心臓への血液の還流量が増加し心房壁が伸展され、それが引き金となって、「能動性皮膚血管〝収縮〟神経」である交感神経の活動が抑制される、ということを述べた。実は、この交感神経は腎臓にも分布し、その活動抑制は、腎臓の糸球体から濾過された水、電解質の再吸収量を抑制する作用があるのだ。さらに、心房壁の伸展は、心房の壁に存在する心房性ナトリウム利尿ホルモンの分泌を促進する。これも、腎臓の水・電解質の再吸収量を抑制する。すなわち、腎臓を水道の蛇口にたとえれば、その栓が緩むのだ。だいたい30分ぐらい水に浸かっているだけで３００~６００㎖の利尿が起こる。したがって、特に下肢の「むくみ（浮腫）」で悩んでいる方は、ぜひ試してほしい。

大腿骨頭全置換術では

大腿骨頭頸部は解剖学的に細く折れやすい。その基礎疾患として、骨粗鬆症があり、男性より女性の方が発症頻度が高いといわれている。治療の一つとして、人工骨頭置換手術がある。手術後、他の外科手術と同様、患者は病院内で一定期間機能回復のために、マシンを用いたリハビリテーションを行う。そして、退院後、希望する患者は引き続き外来でリハビリテーションを行うことができるが、先に述べたように通院手段など障壁は高い。私たちは、在宅リハビリテーションを目指して、大腿骨頭全置換術後2ヵ月以上経過した女性患者について3ヵ月間、インターバル速歩を実施していただいた。その結果、図3-18A、Bで示すように、手術側の膝屈曲筋力が23％、最高酸素消費量が8％、無酸素性閾値が13％、それぞれ向上した。さらに、このように体力が向上することは、心理的にも自信ができて性格が明るくなる。たとえば、これまでなんとなく外出を控えていたのが、積極的に友人と出かけるようになり、生活の質（QOL：quality of life）が向上することが報告されている。

要介護者のためには

これまでは、比較的若い中高年者について、インターバル速歩の効果を述べてきたが、後期高齢者を対象にしたインターバル速歩の効果検証も実施したので、その結果を紹介しよう。被験者は年齢75歳以上の介護度Ⅰ～Ⅱの方々でデイケアサービスに通う方々であった。

通常の中高年の方々と同様、被験者9名に施設内の会議室などの比較的広いスペースに集まってもらい体力測定を実施した。携帯型カロリー計「熟大メイト」を腰に装着し、ストックをついたり手押し車を押したりして、彼らの最大歩行速度まで追い込む。「そんな、高齢者で体

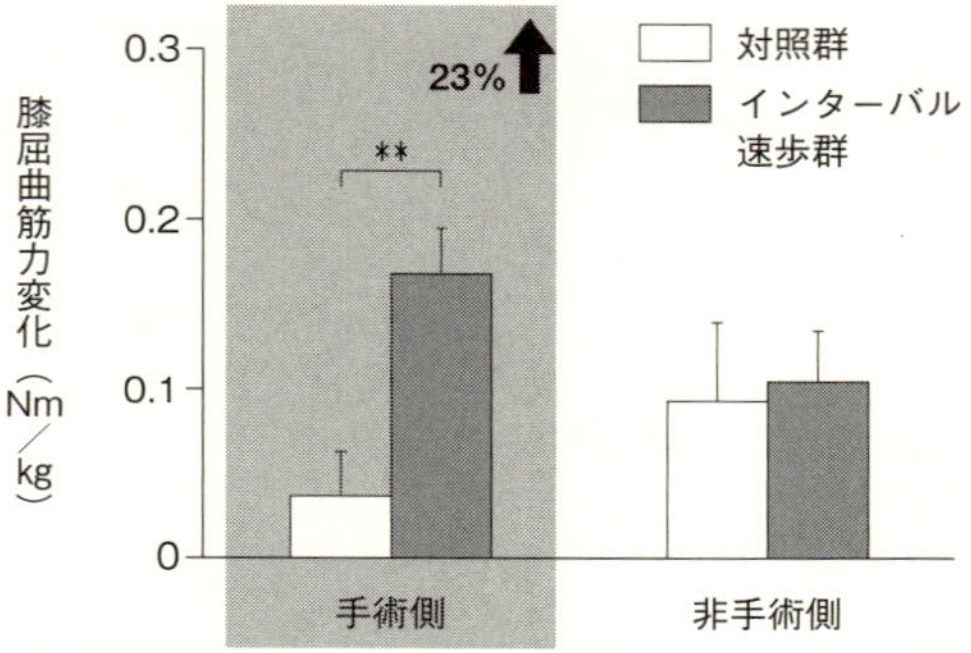

図3-18A　大腿骨頭全置換術を施した患者における、3ヵ月間のインターバル速歩が及ぼす効果

棒グラフはトレーニング前後の手術側（左）、非手術側（右）の膝屈曲筋力の変化を対照群（白抜き）、インターバル速歩群（黒塗り）で、それぞれ17例、16例の平均値で表し、それぞれのグラフの縦バーは標準誤差（平均値の変動範囲）を表す。

**：筋力の増加量が、対照群に対して、$P<0.01$の危険率で統計的に有意差があることを示す。

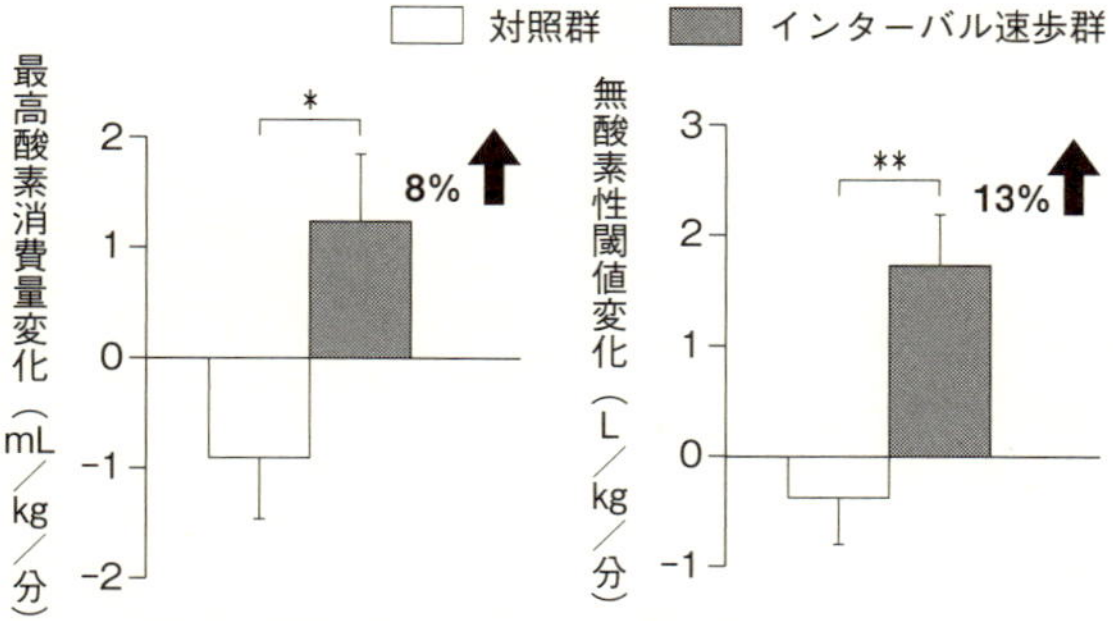

図3-18B　図3-18Aの実験における、3ヵ月間のインターバル速歩前後の最高酸素消費量、無酸素性閾値の変化

棒グラフは対照群、インターバル速歩群、それぞれ14名、13名の平均値で表し、それぞれのグラフの縦バーは標準誤差（平均値の変動範囲）を表す。

*、**：対照群に対して、$P<0.05$、$P<0.01$の危険率で統計的に有意差があることを示す。

力のない方々にこのようなきつい運動をさせて、本当にやってくれるのか」と思われる読者もおられると思うが、若いスタッフに「○○さん、頑張れ、頑張れ」と声かけをしてもらうと、意外に、一生懸命歩いてくれる。「こんなに若い方々に名前まで呼ばれて応援してもらうのも久しぶり」というわけだ。そのような姿に若いスタッフの方が逆に元気をもらえる、といっていたのが印象的だ。

さて、このようにして決定した最高酸素消費量の70％のレベルをカロリー計に設定し、老健施設に週2日の頻度で来たとき、施設の廊下をスタッフと一緒に歩いてもらった。途中、休み休みだが、結局1日トータル11分の早歩きを実施した。

その結果、3ヵ月間で最高酸素消費量、膝の伸展筋力が共に10％近く上昇した。そして、なによりも担当した大学院生が感動したのが、ヒューマン・コンタクト（会話に対する応答）がよくなった、認知機能がよくなったように感じる、ということだった。この研究結果を基に、先に述べたように、秋田県由利本荘市で本格的な介入研究を実施し、5ヵ月間のインターバル速歩の認知機能改善効果を明らかにした。

このように要介護者でも最高酸素消費量を測定し、その70％以上の負荷で運動トレーニングを実施すれば期待通りの結果が得られるのだ。

がんの発症予防になるか

インターバル速歩のがん発症リスクに対する影響はいまだ不明だが、一般に本人が「ややきつい」と感じる運動ががん予防に効果的であることは、ずいぶん前から報告されている。

このメカニズムの詳細はわかっていないが、たとえば、乳がんは女性ホルモンの感受性があり、同ホルモンの増加によって症状が増悪することが知られている。これに対し、「ややきつい」運動によって、女性ホルモンの卵巣からの分泌が抑制されることが知られている。また、閉経後は脂肪組織からも女性ホルモン様物質が分泌されるが、運動によって肥満が改善するので、それによってもがんの症状が改善することが期待できる。

また、大腸がんも運動によって発症が抑制されることが明らかになっているが、運動による食事習慣や便通の改善が関与している可能性もある。

その他、疫学的に糖尿病・肥満を患っている人では、がんの種類を問わず発症リスクが高くなることが明らかになっている。

これについては、先に図1－7で述べた糖尿病、高血圧症などの発症原因である「慢性炎症」が原因である可能性がある。すなわち、慢性炎症によって全身性に炎症性サイトカインの濃度が上昇すれば、がんの発症リスクが高くなることが指摘されている。

私たちの研究でも、インターバル速歩を5ヵ月間実施すると、パスウェイ解析による網羅的ゲノムワイド解析という方法により、炎症促進遺伝子が不活性化され逆に炎症抑制遺伝子が活性化されることが明らかになった一方、同時にがんを引き起こす遺伝子が不活性化することも明らかになっている。さらに私たちは、インターバル速歩の後に乳製品を摂取することでこれらの反応が促進することも確認している。

では、実際に、インターバル速歩によってがんの発症、再発リスクが低下するのか。もともとがんの発症率は生活習慣病ほど高くないので、この疑問に答えるためには統計的に検証するべきであり、それには大勢の比較的若い世代を対象に、長期間の介入研究を実施する必要がある。それが今後の研究課題である。

がん患者の生活の質の改善効果

運動ががん予防に効果的であると述べたが、すでにがんを患った方の生活の質を改善することも報告されている。私たちは、がんを患って、手術・化学療法の治療が一応終了した20名（女性18名、男性2名：年齢30〜70歳）を対象に、6ヵ月間のインターバル速歩トレーニングを実施し、その前後で体力測定、ＱＯＬ（生活の質）に関するアンケート調査を行った。

がんの種類は、乳がん７名、肺がん３名、そのほか後腹膜肉腫、前立腺がん、後腹部肉腫、十二指腸腫瘍、腎がん、脳腫瘍、舌がん、子宮体がん、胆管がん、甲状腺がんが各１名ずつであった。

その結果、トレーニングの実施率は50％で２日に１回と非常に高く、６ヵ月後には最高酸素消費量が18％、膝の伸展筋力が14％向上し、血中総コレステロール値が５％低下した。

さらに、アンケート調査によれば、がん発症前の生活習慣について、まったく運動をしなかった方、あるいは少し運動をしていた程度と答えた方が全体の90％以上で、また、仕事が多忙で生活にストレスを感じて睡眠不足だったと答えた方が全体の80％もいたが、インターバル速歩によって70％以上の方が、睡眠が深くなった、体調がよくなった、思考が前向きになったと答えている。

さらに、研究を担当した大学院生が論文の中で、現在のがん医療の問題点について、次のように指摘しているのが印象的だった。

彼は、現在のがん医療は、がんの診断・治療に重点が置かれ、社会復帰後の心理的ケア、健康維持ケアがないがしろにされている、ということを指摘している。

たとえば、ある患者さんが病院で手術・化学療法など一連の治療が終わったときに医師から言われるのは、これで医師としてやるべき治療は一応終わったこと、今後5年間のがんの再発率は○%であること、などである。

患者さんが、がんの再発を予防するために何か自らできることはないかと医師に尋ねると、大抵の医師は、とりあえず何もない、定期健診にきて、後は自分に任せてくださいと答えるそうだ。その結果、自分の人生を医師に握られてしまった、という印象を持ち、いつもがんの再発を気にして、積極的に自分の人生を切り開く意欲をなくしてしまう、ということだ。

一方、運動によってがんの再発リスクを下げることができるという研究結果は、患者さんが、がんと戦える大きな武器を手に入れたと感じるようだ。そして、がん患者同士、お互い励まし合いながら運動をするという行為は連帯感を生み、社会からの孤立感を和らげることになり、生活の質が大いに改善する、というのだ。

この論文から、私自身、インターバル速歩の新たな可能性に気づかされ、さまざまな難病に苦しんでおられる方々へのインターバル速歩の導入の可能性を考えるきっかけになった。

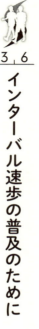

3‐6 インターバル速歩の普及のために

これまで、私たちの開発した運動処方システムを整理すると3つの特徴がある。1つ目は「インターバル速歩」で、個人の最高酸素消費量の70％以上に匹敵する強度の早足歩きと40％以下のゆっくり歩きを3分間ずつ交互に繰り返す運動方法である。2つ目は「携帯型カロリー計」で、それを用いてインターバル速歩中のエネルギー消費量を測定するだけでなく、3段階ステップアップ歩行による個人の最高酸素消費量を決定する。3つ目は「IoTネットワークシステム」で、携帯型のカロリー計に蓄積された歩行記録をPC端末からインターネットを介して信州大学のサーバーコンピュータに送ると、サーバーは5ヵ月間のインターバル速歩の効果に関して、蓄積された7300人のデータベース（DB）から、適切なコメントを自動的に作成し、それを折り返し、参加者にフィードバックする。

しかし、このシステムには課題があった。すなわち、1ヵ月に一度、指定された日時に最寄りの地域公民館などに歩行記録のサーバーへの転送のために通わなければならないことである。これは時間的に余裕のある高齢者には可能かもしれないが、若い現役世代には難しい。そこで、この課題解決にスマートフォン・アプリを応用できないか、と考えた。私たちの開発した携帯型カロリー計は、運動エネルギーを3軸の加速度計で、位置エネルギーの変化を気圧計で測定するためのパーツとソフトがはいっているが、最近のスマートフォンは、ちょうどそれらのパーツが標準装備されているので、それを利用して、エネルギー消費量を測定できるソフトを開発すればよい。

そこで、2017~2018年度に日本医療研究開発機構(AMED)から研究費をいただき、まず、このスマートフォン用のアプリを開発した(代表は増木静江信州大学教授・当時准教授)。そのiPhone版無料体験版「インターバル速歩」はすでにアプリケーションストア(App Store)に公開しているのでためしてほしい(222ページにQRコードを表示)。アンドロイド版も近日リリース予定である。さらに、私たちは、同スマホアプリにインターバル速歩の継続率を維持するための工夫を搭載する計画である。すなわち、先に述べた「自己比較」、「他者比較」、「コミュニティ育成」である。従来のシステムでは、これらの情報がサーバーからPC端末を経由して、紙ベースで参加者に提供されていたが、今後はスマートフォン上で見られるようにする。これらのサービスは、有料になるが2019年10月には参加者に提供できるようになる予定である。これによって、従来より容易にインターバル速歩の普及が可能になる。そのビジネスモデルは【コラム5】を参考にしてほしい。

もう一つ、この新しいアプリの対象の一つは、大学の保健体育授業である。その背景には、最近の若年世代の運動不足がある。一昔前は体育授業が必須科目であったのが、現在では選択科目になっている大学が多い。かといって、課外活動で体育系のクラブに入るのは敷居が高く、ほとんどの学生は、運動について適切な教育を受けないまま社会人になってしまう。

そこで、保健体育授業で2週間程度、インターバル速歩の介入を行い、その期間、私たちのサーバーシステムにインストールされている栄養（食事）調査機能も併用して、学生が2週間分の運動量、栄養摂取量を測定する。そして、彼らの結果と、それぞれの基準値（推奨値）を比較し、それらの値に近づくように日々の生活を自らコントロールする。その結果をレポートにまとめる。これによって、学生は、今後の人生を健康に過ごすための指針を身につけるようになるだろう。有意義な保健体育の授業になると思うが、いかがだろうか。

すでに私たちは、アプリを使わない旧システムだが、運動習慣のない女子大学生を対象に5ヵ月間のインターバル速歩の介入を行い、その間のトレーニング実施率、効果に関する予備実

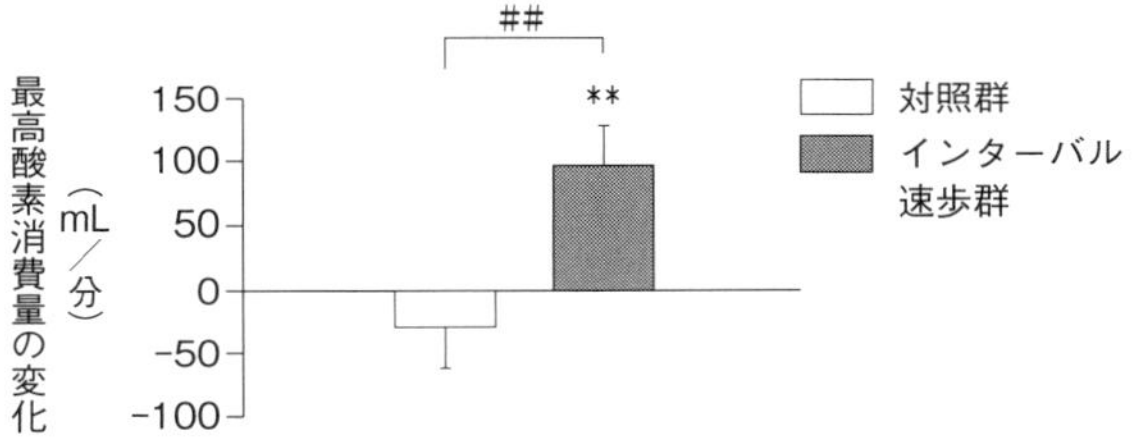

図3-19　女子大学生に対する5ヵ月間のインターバル速歩前後の最高酸素消費量の変化

棒グラフは対照群、インターバル速歩群、それぞれ24名、22名の平均値を表し、それぞれのグラフの縦バーは標準誤差（平均値の変動範囲）を表す。

＊＊：トレーニング前に対して、$P<0.01$の危険率で統計的に有意差があることを示す。

＃＃：対照群に対して、$P<0.01$の危険率で統計的に有意差があることを示す。

験を行った。その結果、学生たちは、インターバル速歩を週2日、早歩きを1日10分実施し、5ヵ月の介入後、図3-19で示すように最高酸素消費量が6%増加し、（図には示していないが）膝の屈曲筋力が6%増加した。すなわち、若い人でもインターバル速歩をやりさえすれば、その効果は中高年並みに期待できることが明らかになった。

一方、学生のインターバル速歩の実施率は中高年者の50%にとどまっているのが現在の課題になっている。その原因として、私たちは学生では運動トレーニングに対するモチベーションが低いことを考えている。この年代は、旅行をしたり、友人と遊んだり、恋愛したり、ほかにやらなければならないことがいっぱいあり結構忙しいのだ。

そこで、若い世代がもっとインターバル速歩を実施したくなるように、より魅力的なアプリの開発を目指している。たとえば、「ポケモンGO®」のような、仮想と現実空間をミックスしたゲーム性の高いアプリの開発はどうだろうか。

さらに、現在は測定機器の限界から運動スタイルが歩行系の運動に限られているが、たとえばテニス、バレーボールなどのプレー中のエネルギー消費量が現場で正確に測定できる装置の開発はどうだろうか。

このように、世代横断型に多くの方々を対象に、運動強度とその継続時間から、運動が健康に及ぼす効果を個人の初期属性（たとえば、年齢、性別、遺伝背景、基礎疾患など）で層別化して予測ができるようになり、それを利用者にフィードバックするアプリを開発すれば、インターバル速歩に限らず「ややきつい」運動がより広く普及すると考えている。

コラム5 インターバル速歩のビジネスモデル

このテーマについては、既刊『「早く歩く」人は体も心も超健康!』(三笠書房)でも述べたが、インターバル速歩の社会的意義としての研究動機にもつながっており、本書にとって極めて重要なので再度述べておこう。

私たちは、2005年1月から「インターバル速歩」を翌年3月まで実施し、かつ国民健康保険に入っている松本市在住の166名について1年間の「インターバル速歩」が医療費に与える効果を検証した。この166名の介入群(参加者)と比較する対照群として、年齢、性別が介入群と一致するように調整した2353名についても調査した。

その結果、図3-20で示すように、「インターバル速歩」開始前の2005年1月時の半年間の医療費は、介入群で8万7649円、対照群で8万7746円と差がなかった。また、同年7月時も、介入群で9万5932円、対照群で9万7949円と差がなかった。ところが、同年12月時には介入群で9万6272円、対照群で11万9173円と、介入群では対照群に比べ2万円以上(20%)の医療費の削減効果が得られたのだ。

興味深いのは、たった1年間に対照群では医療費が約3万円も上昇したことだ。一方、介

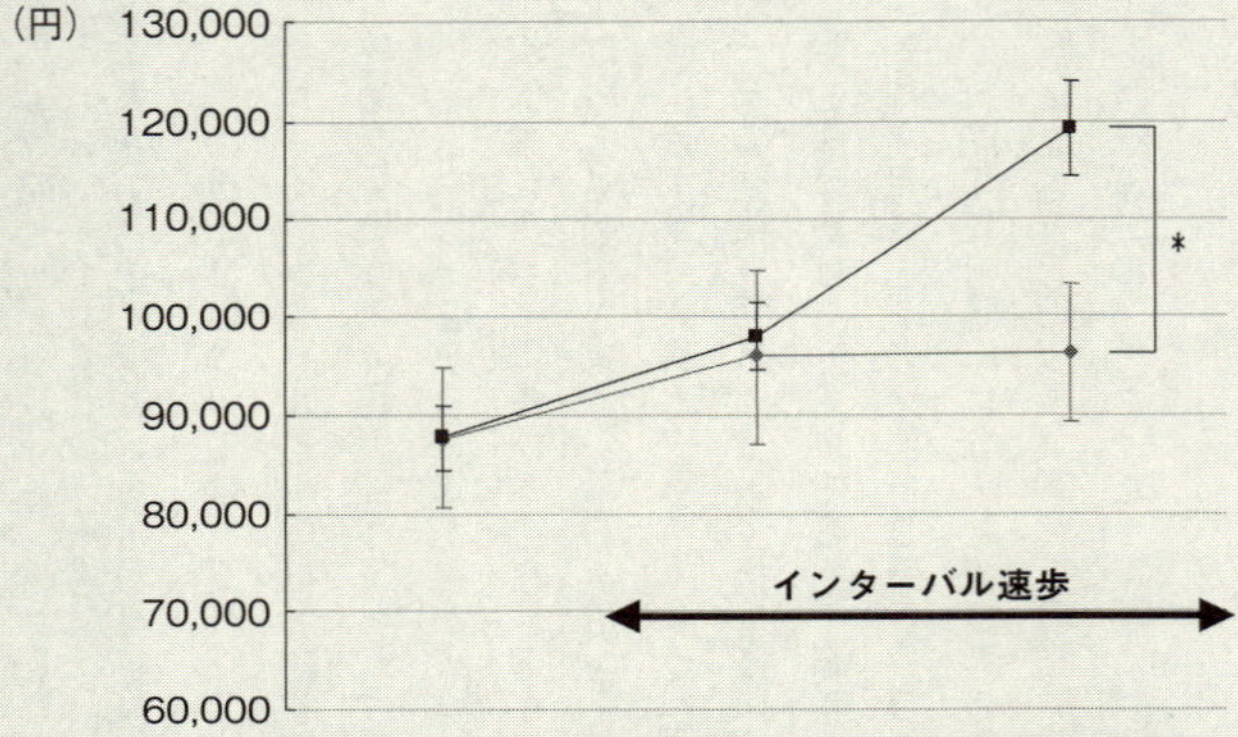

	7～12月（2004）	1～6月（2005）	7～12月（2005）
◆ 参加者（n=166）	87,649	95,932	96,272
■ 対照（n=2353）	87,746	97,949	119,173

図3-20　インターバル速歩による医療費削減効果

それぞれのポイントの縦バーは標準偏差（平均値の変動）を表す。

入群では、その医療費の上昇が半年分抑制されたのだ。

これらの事実は、30歳以降、10歳加齢するごとに体力が5～10％ずつ低下するが、それと加齢による医療費の増加とが見事に相関するという事実、さらに、これまでの私たちの研究で「インターバル速歩」を5ヵ月間すれば、体力が最大20％向上し、生活習慣病の症状が20％改善されるという事実と、軌を一《いっ》にするものだ。

すなわち、中高年者の体力の低下が生活習慣病の根本原因であり、その改善こそが医療費を抑制することになる、という私たちの説を裏付ける結果になった。

さらに、「インターバル速歩を1年間実施すれば医療費が20%削減できる」という事実から、将来の運動処方に関するビジネスモデルが見えてくる。

図3－21を見ていただきたい。たとえば、長野県の高齢者一人あたりの医療費は年間60万円余りだが、5ヵ月間の「インターバル速歩」によって、その20%が抑制されたとしよう。ここでは、計算が楽なように10万円とする。そのうち、3万5000円は国が取り返しにくる。また、3万5000円は、自治体（保険者）が取り返しにくる。このとき、自治体は1万5000円を手数料としてもよいが、残りの2万円は「インターバル速歩」の事業体に支払ってもらう。

本人に返ってくる残りの3万円のうち1万5000円は会費として事業体に支払ってもらう。合計、一人当たり年間会費3万5000円が事業体に支払われれば同事業は「独立採算制」で運営できる。

もう少し異なった視点で、このお金の流れを見てみよう。この10万円の医療費はこれまでどこに行っていたかといえば、医療機器や薬品メーカーに支払われていたのだ。すなわち、

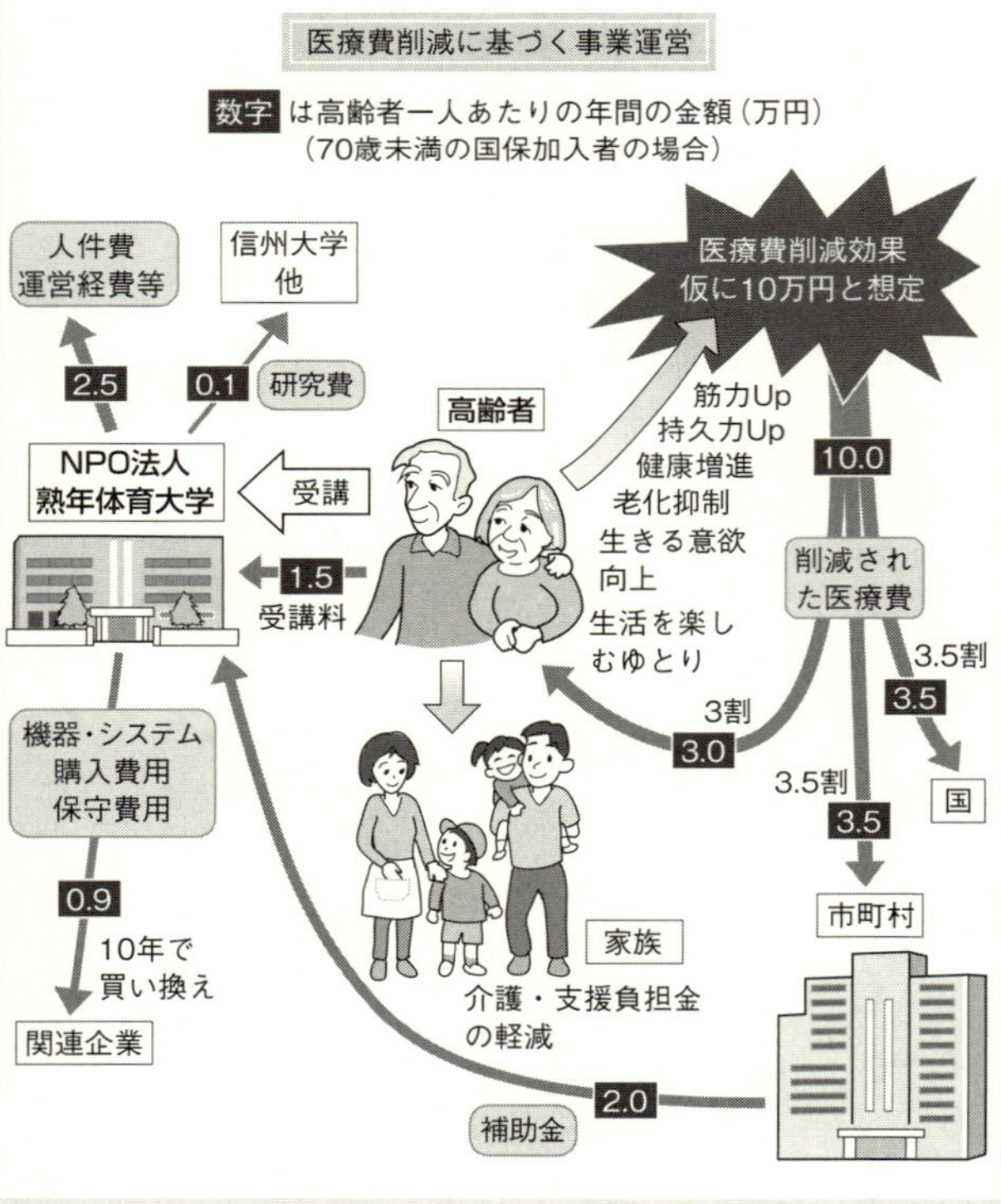

図3-21　インターバル速歩によるビジネスモデル

削減された医療費が地元での雇用を生む。

ほとんどは自治体から外へと失われたお金だ。場合によっては海外に流出したお金だろう。それを100%は無理でも65%を取り戻そうというビジネスモデルだ。

では、この取り戻したお金は何に使うのか。運動処方のためのトレーナー、栄養処方のための栄養士、病気予防の相談のための保健師の雇用費に使う。すなわち、地元に若い人たちの雇用を生むためのお金になる。そうすることで、少子高齢化で疲弊する地方を活性化しようというわけだ。

実際、「インターバル速歩」によってどれくらい医療費が抑制できるか、松本市を例に試算してみよう。

2018年現在、松本市の人口は24万人で高齢化率は27・5%と、ほぼ全国平均に近い。要介護人口は高齢者の18・8%で、65歳以上の高齢者の国民健康保険からの給付費は年間380億円、介護保険給付費は190億円で、年間合計570億円だ。松本市の年間予算880億円の65%に相当する額である。

「インターバル速歩」を実施することで年間20%の医療費が削減できると仮定して、松本市の全高齢者6・6万人全員が実施したとして年間114億円、10%で11億円、1%でも1・1億円になる。無視できない金額だ。ちなみに、現在の松本市内における「インターバル速歩」実施者は５００人程度だが、それでも、年間８６００万円もの医療費の削減につながっているはずだ。

おわりに

さて、最後になぜここまで「インターバル速歩」が全国的に普及しつつあるのか、その背景を整理しておこう。

現在、我が国は超高齢社会で医療費が高騰し、医療を治療から予防に移行させなければならない。そのような状況の中で、運動が「切り札」として期待されている。それにもかかわらず、その普及は満足なものではない。

その理由は、運動の「費用対効果」に関する情報が乏しいからである。たとえば、本書で述べたが、効果が保証されている運動処方の国際標準は、個人の体力に合わせた運動強度で一定頻度で一定期間実施することだ。しかし、その方法は費用がかかってしまい、一部の裕福な方には可能でも一般庶民には手が出ない。その結果、多くの人を対象に運動の効果を検証することが困難で、行政も思い切った施策をとれない。また、民間企業もビジネスの対象として投資することを躊躇《ちゅうちょ》する。

そこで、インターバル速歩のシステムの登場である。これまで、ジムで行われていたマシンを用いた体力測定、運動トレーニングが、ＩｏＴを用いれば簡単にできることを私たちは明らかにした。すなわち、マシントレーニングの10％の費用で、生活習慣病の症状を20％改善し、医療費を20％抑制できることを明らかにした。この事実が徐々にではあるが世間に認められるようになってきたのだ。

学問的にも新しく興味深いことも明らかになりつつある。ちょっと大げさだが「ヒトとはなにか？」である。本書の２章５節「生活習慣病は伝染病か」で述べたように、ヒトは集団で生きる生物だということだ。端的にいえば、集団の中での自分の役割を認識し、それを達成することがほとんどの方の「生きがい」につながっているということだ。本書で運動継続のための要素としてあげた「自己比較」「他者比較」「コミュニティの育成」も「生きがい」の要素といえないだろうか。

ヒトは５００万年前にアフリカで誕生し、進化の過程で、すぐれた運動能（二足歩行）、体温調節能（発汗能）を獲得し、そのお陰で地球上の広い範囲に生息してきた。その間、個体レベルでは他の生物種に比べて非力なヒトは、生き残るために狩猟、農耕などを集団で協力し合わなければならなかった。すなわち、集団生活に適応できる遺伝子を持った者、「ややきつい」労働（運動）ができる者の遺伝子が今まで生き残った、といえる。

先日、私は秋田県由利本荘市のインターバル速歩体験会に参加する機会を得た。総勢３００人余りの老若男女がそのイベントに参加された。体育館の中で、参加者の皆さんが一緒にインターバル速歩を体験された後、皆さんから自然と拍手が起こり、体育館全体がなんともいえない温かい雰囲気に包まれた。その時、私は「先祖から受け継いできた遺伝子たちが喜んでいるんだ」と実感した。今後ＩｏＴの進歩によって、このヒトの自発運動を誘発する要素の解明、というカタチを持たない対象を科学することが可能になると思う。

さあ、読者の皆さんも今からインターバル速歩を始めてみませんか。きっと、皆さんが先祖から受け継いだ遺伝子たちの「喜びの声」が聞けるはずです。

能勢 博

２０１９年10月

謝辞

この本の執筆の機会を与えていただき、文章の校正をしていただいた講談社、須藤寿美子さんに厚く御礼申し上げます。また、この本で引用した研究を一緒にしていただいた信州大学大学院医学系研究科スポーツ医科学教室の皆様、同大学先鋭領域融合研究群バイオメディカル研究所の皆様、ＮＰＯ法人 熟年体育大学リサーチセンター（ＪＴＲＣ）の皆様に厚く御礼申し上げます。そして、そのほか、紙面の関係で個別には申し上げられませんが、これまでインターバル速歩事業の発展にご協力いただいた皆様に厚く御礼申し上げます。最後に、私がこれまで「インターバル速歩」の研究と事業に多くの時間と労力を費やすにあたり支援を惜しまなかった家族に感謝します。

巻末付録
インターバル速歩の開発背景

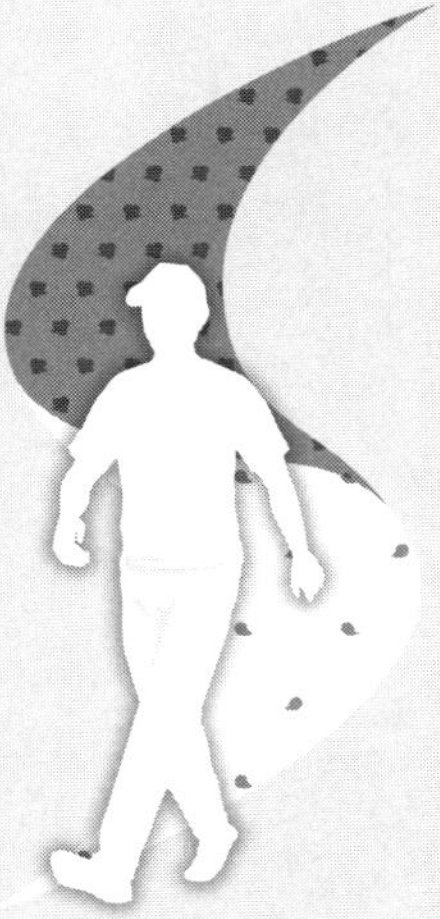

本文では、インターバル速歩の基本を解説し、体にどのように作用するかを科学的に解説してきた。生活の中に取り入れて健康になっていただけたら幸いである。この巻末付録では、インターバル速歩を開発するにあたってどのような経緯があったか、社会的な取り組みとしての側面について少し述べさせていただきたい。個人個人で取り組むことも重要だが、さらに普及、定着させるためには社会としての取り組みが欠かせないものだからである。さらにＩｏＴを活用して運動の継続率や効果の可視化を図れば、社会全体の健康寿命も延び、長い目で見たときに経済効果もかなり大きいものとなるはずである。

1．松本市熟年体育大学事業とインターバル速歩

熟年体育大学のはじまりは、１９９７年（平成９年）に、翌年に長野冬季オリンピックを控えスポーツへの関心が高まっているのを契機として、長野県松本市で立ちあがった「中高年のための健康スポーツ教室」事業である。当時松本市長であった故・有賀正氏が「少子高齢化社会を迎え、行政の取り組みとして市民の健康への投資は不可欠である」という考えから、官主導で立ち上げられたプロジェクトである。その条件は、

(1)　効果が一般的に認知されている運動処方であること。しかも怪我など副作用がゼロである

こと、
(2) 男性も、女性も、スポーツ好きの人も、運動が苦手な人も、誰もが行える運動処方であること、
(3) 中高年を対象としたものであること。どれほど効果的であっても、若者向きの運動処方は除外する、
(4) 時間や場所を問わずに行える運動処方であること、
である。当時、この四つの条件を満たすものとして、私たちは1日1万歩のウォーキングから開始した。40歳以上の市民を対象に、年間100人を定員に募集を行い、事業を実施した。ところが、本文で述べたようにその効果は満足のいくものではなかった。

そこで、私たちは1999年(平成11年)より、「1日1万歩トレーニング」コースとは別に、運動処方の国際標準にしたがって自転車エルゴメータとバーベルを用いた、いわゆる「マシントレーニング」コースを新設することを当時の有賀市長に進言し、快諾を得た。そこで、既存の市体育館の一部スペースにマシンを設置し、1日1万歩コースの修了者を対象に1年間の効果検証研究を実施した。その結果、国際標準が保証する効果を再確認する結果を得た。

ところが、このマシントレーニングは経費のかかるもので、1年間のコース修了後は各自、

民間のジムに通って、私費でトレーニングを続けていくよう市は指導した。それでは、当初の同事業の発足理念に反する。また、当初の課題として、運動処方が少子高齢化による医療費高騰の社会問題にどのように役立つか、という問いについても、私の現役中（２０１８年３月まで）には答えが出ないと思われた。

マシントレーニングをするためにジムに通わなくても、もっと簡単に「体力向上」の運動トレーニングができないか。そこで私たちが開発したのが「インターバル速歩」だった。ちょうど、故・有賀前市長は、すでに高齢者らが気楽に集まれる「福祉ひろば」という地域公民館のような場所を市内29ヵ所（現在は36ヵ所）に設置していた。さらに、彼はそれらの福祉ひろばの管理を統合する体育施設「ゆめひろば庄内」の建設を予定していた。そこで私たちは、インターバル速歩中のエネルギー消費量を測定するためのオリジナルの携帯型カロリー計「熟大メイト」を開発し、さらに、その装置で測定した歩行記録を各福祉ひろばに設置されたＰＣ端末からゆめひろば庄内のサーバーへ転送し、折り返しサーバーからインターバル速歩の指導が受けられる「遠隔型個別運動処方システム」を開発することを計画した。

はたして、そのためのインフラ整備資金はどうするかということが課題だったが、ちょうど２００４年（平成16年）に経産省の「健康サービス産業創出支援事業」の公募があり、それに応募し、インターバル速歩の遠隔型個別運動処方システムの開発が見事採択された。それが契機となって、厚労省、文科省の大型研究費を次々に獲得し、一気にインターバル速歩事業が加速することとなった。それらの政府系資金によってインターバル速歩の体力向上、生活習慣病予防効果に関するデータベースの蓄積が進み、それがさらなる事業の発展を後押しする形となった。

また、それらの事業を推進するには機動力のある事業運営が必要になる。そこで、これまで官主導で行われていた事業を、産、官、学、民が参画する「NPO法人熟年体育大学リサーチセンター（JTRC）」に移行することとした。すなわち、この事業には、高騰する高齢者医療費に悩む自治体、新製品の性能・効果検証を希望する健康食品メーカーや健康機器メーカー、治療から予防に医療の変換を模索する医療機関などが参画し、彼らから受託事業費、共同研究費の提供を受けつつ、参加者からも一定額の参加費をいただきながら、インターバル速歩を独立採算制で運営できる事業モデルを確立した。

これらインターバル速歩の効果に関する研究結果の一部は厚労省の「エクササイズガイド2006」（健康・体力づくり事業財団）、文科省の「平成22年版科学技術白書（第1章未来を切り拓き課題解決に貢献する科学・技術）」で紹介され、日本抗加齢医学会など臨床系学会、中央労働災害防止協会など、各団体からの多数の講演依頼につながった。マスコミの取材も増え「The New York Times Magazine」や、テレビでも、たびたび取り上げられた。

以上、松本市熟年体育大学事業は、汎用性の高い、科学的に効果の実証された運動処方として、松本市の枠を越え、国の内外に浸透しつつある。

2. マシンに替わる携帯型カロリー計の開発

体力向上のための運動処方を展開する上で、フィールドでも運動の強度が正確に測定できる装置が必要であった。そこで、まず私たちが注目したのが、当時、自動車のＡＢＳ（anti-lock braking system）用に開発された3軸の半導体加速度計で、それをメーカーから直接取り寄せ、装置を自作することから研究を開始した。当初、加速度がわかれば、それを積分すると速度がわかり、その二乗値に体重を乗じれば運動エネルギーがわかるはず、という単純な発想だった。

結果はうまくいかなかった。理由はヒトの歩行の特殊性にある。たとえば、この装置を体の重心に近い腰に装着し、前向きに歩いてもらったときの3軸の加速度を連続記録した場合では、ヒトが片方の足を前に出すとき、いったん前向きの加速度がかかるが、次のステップで、もう片方の足を前に出そうとした瞬間、後ろ向きの同程度の加速度がかかる。すなわち、この加速度計から観察する限り、体は1歩ごとにいったん停止しているのだ。だから、一定期間の加速度を積算しても速度はほぼゼロになってしまう。また、装置がわずかだが体の動きにあわせて回転するので各軸に重力加速度がかかってしまう。だからその影響をどのように排除するか、という点も課題だった。

1年間ほどいろいろ試してみたが、結局良い解決策を見出せず、物理学の力学理論からの歩行時エネルギー消費量の測定を諦めた。そのかわり、歩行時に測定した加速度データ（3軸加速度ノルムの絶対値の一定期間の積算値）が、同時に測定した体重あたりの酸素消費量と非常に高い相関があることを確認できたので、その実験式を酸素消費量推定のための計算式として用いることにした。

次に、この研究結果に基づいて東京のベンチャー企業にプロトタイプのエネルギー測定装置を製作してもらって、この装置の性能検証を行った。その結果、この装置は、酸素消費量が体重1kgあたり35mℓ／分以下の強度で歩行運動に適用できることを確認した。一方、この装置は歩行系の運動で、一歩一歩着地するときには精度が良いが、ランニングのように空中動作が長い場合には精度が落ちることも明らかとなった。

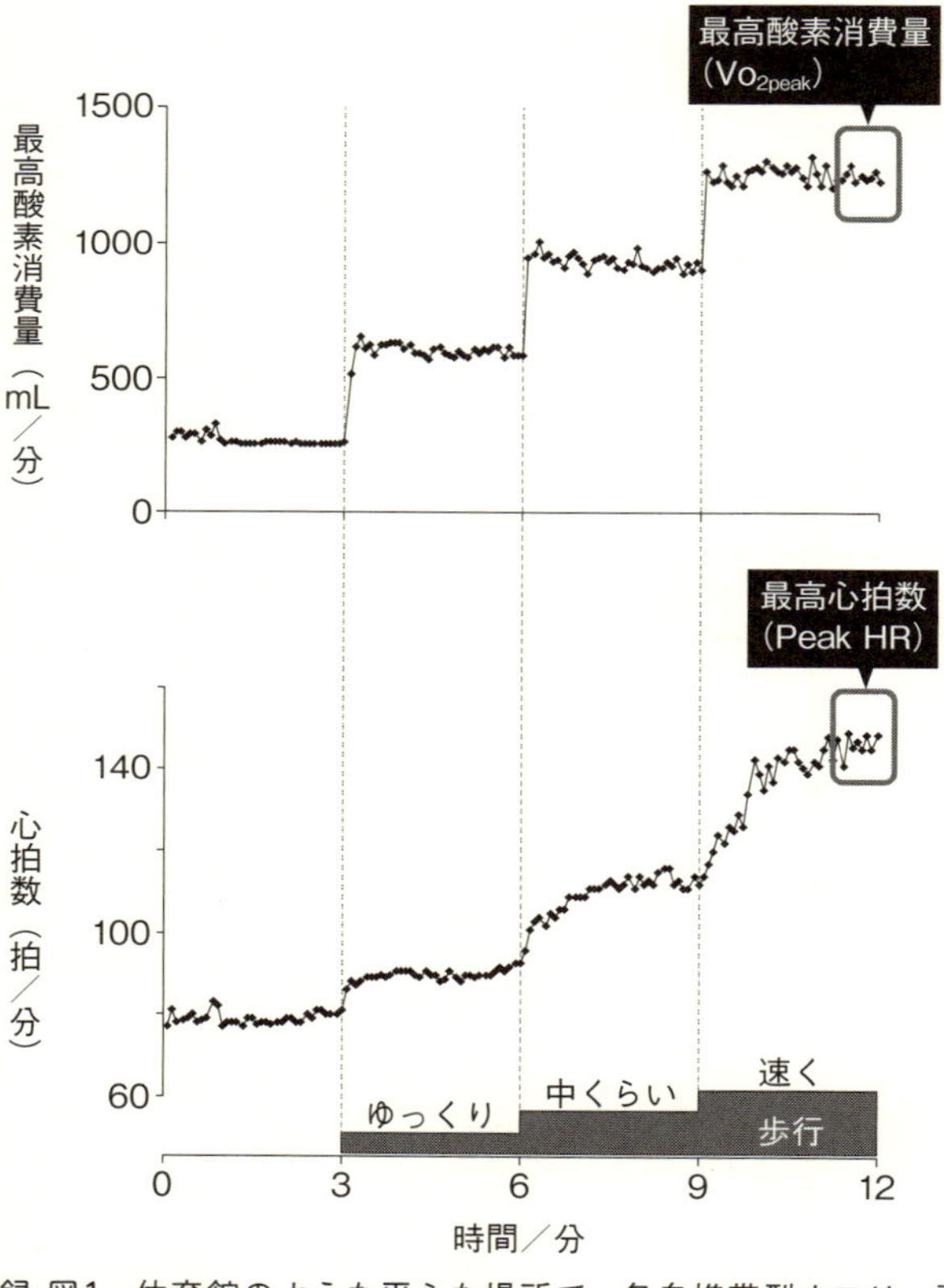

付録–図1　体育館のような平らな場所で、各自携帯型カロリー計（熟大メイト）を腰に装着してもらい、長軸25m、短軸10mぐらいのコースを、安静３分、各自の主観的なゆっくり歩き３分、中くらいの速度歩き３分、最速歩き３分を実施してもらう。そして、最速歩きのうちの最後の１分間のエネルギー消費量を個人の最高酸素消費量とする。同時に、心電図で心拍数を測定し最速時の心拍数が年齢から推測する最高値にほぼ達しているかを確認する。

さて、この装置を用いて、まず歩行系の運動で最高酸素消費量の測定を試みた。付録-図1は、そのプロトコールを示す。体育館などで3分間の安静の後、ゆっくり歩き、中くらい歩き、最速歩きと、3分間ずつ歩くスピードを上げて、周回コースを歩いてもらう。私たちはこのプロトコールを「3段階ステップアップ歩行」と呼んでいる。この中で最も重要なのが、最速歩きの3分間のときに、スタッフが声を上げて手拍子で応援することである。ちょうど運動会のリレーの応援のようで、なかなか迫力があって皆さんそれなりに最大歩行速度で歩いてくれる。そして、最後の1分間のエネルギー消費量（酸素消費量）と心拍数を、その方の最高酸素消費量、最大心拍数とした。心拍数を記録する理由は、被験者が指示されたとおりにそれぞれの最大体力まで追い込んだか否かを、年齢から推定された値と比較して確認するためである。

読者の中には、このような簡便な方法で本当に最高酸素消費量が測定できるのか、疑問に思われる方がいるかもしれない。しかし、付録-図2を見ていただきたい。横軸は自転車エルゴメータと呼気ガス分析器を用いた、いわゆるゴールドスタンダードで決定した最高酸素消費量、縦軸は3段階ステップアップ歩行で決定した最高酸素消費量だが、同一人物で2回測定した場合、両者がほぼ一致しているのがわかる。

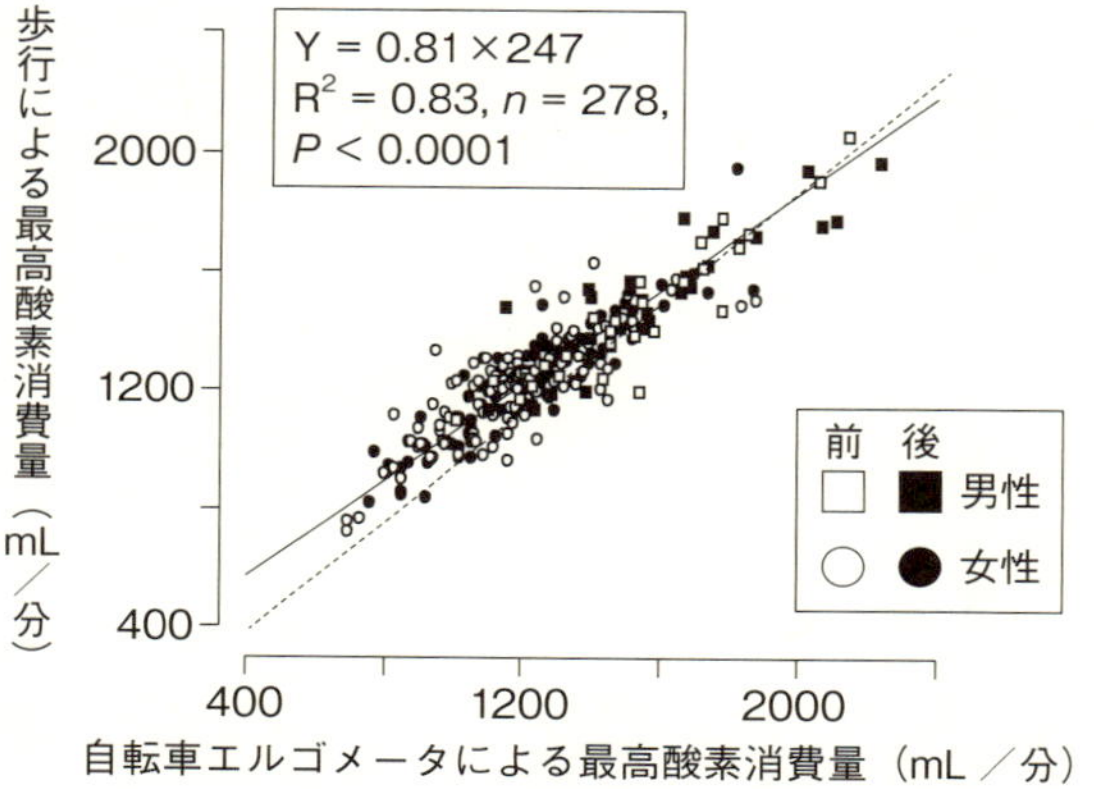

付録-図2　歩行による3段階ステップアップ歩行によって測定した最高酸素消費量と、従来の自転車エルゴメータと呼気ガス分析器を用いて測定した最高酸素消費量の比較

前者の場合、わざわざジムに予約し測定してもらわなければならず、1回あたり5000円はかかるだろう。一方、後者はゆっくり歩きと中くらい歩きをウォームアップと考えて、その時間を除けば3分間最大歩行速度で歩けばよいだけで、ほとんど手間も費用もかからない。ちなみに、中高年者の80%以上の方は、最高酸素消費量が体重1kgあたり35mℓ／分以下なので、ほとんどの方がこの簡便な方法で最高酸素消費量を測定できる。

このようにして、わざわざジムに行かなくても、自分の最高酸素消費量が評価できるプロトコールとそのための携帯型カロリー計を開発することができた。

3．マシンに替わる体力向上トレーニングの開発

次に私たちが取り組んだのは、マシンを用いない、体力向上のための歩行系運動トレーニング方法である。先に述べたように、最高酸素消費量の60％以上の運動、1日30分以上、週3日以上実施すれば数ヵ月で筋力、持久力が10％向上する、というのが国際標準の運動処方である。そこで、私たちは、松本市の中高年者を対象に、プロトタイプの携帯型カロリー計を装着してもらい、最高酸素消費量の60％以上の強度の歩行運動をそのプロトコールで実施してもらうよう指示した。もし、国際標準が正しければ、このプロトコールで効果が出るはずである。

しかし結果は惨憺《さんたん》たるものだった。原因は、その強度で1日30分連続して歩くように指示したのでは、ほとんどの被験者は歩かなかったからだ。「面白くない」「しんどいだけ」というのが彼らの感想である。半年後、担当していた大学院生が困って私のところにやってきた。どうすればよいのか二人で悶々《もんもん》と考え抜いて、なんとかたどり着いたのが「インターバル速歩」だった。3分間の早歩きの後、3分間のゆっくり歩きをし、それを繰り返すという方法で、現在、若い人たちが行っているいわゆる「インターバルトレーニング」からヒントを得たものだ。

サッカー部の学生が行っているインターバルトレーニングの場合、最高酸素消費量の80％以上のダッシュと30％以下のスロージョギングを繰り返すものだが、インターバル速歩は最高酸素消費量の70％以上の早歩きと40％以下のゆっくり歩きを繰り返すというように、中高年者向けに改変したものだ。70％以上と国際標準の60％より少し高めに設定しているのは、確実に乳酸閾値以上の運動をしてもらうようにするのと、3分間という短い間ならそれも可能だろうと考えたからである。

その結果、5ヵ月後にその大学院生が「先生、やりましたよ！」と興奮してやってきた。結果を見てみるとほとんどの被験者が、1日30分、週4日以上の早歩きをやってのけたのだ。この結果に基づき、その効果検証を実施した結果が本文図2-1である。マシントレーニングと比べても全く遜色のない効果が得られたのだ。やはり、科学は裏切らない。

大げさだが、私は「インターバル速歩」は人間行動学上の大発見じゃないか、と思う（笑）。早歩きという「ややきつい運動」の後にゆっくり歩きを挟むだけで、ヒトは「自発的」に本来ならやらないきつい運動をするようになるのだから。この経験から、私はよく授業中、学生に「勉強にしろ何にしろ、疲れたと思ったら迷わず休みなさい。そのうち、またやろうという気持ちになりますから」と言っている。

とにかくこのような経緯で、マシントレーニングに替わる中高年者の体力向上トレーニングを確立することができた。

4．ジムに替わる遠隔型個別運動処方システムの確立

次に、私たちが取り組んだのが、ＩｏＴを用いた遠隔型個別運動処方システムである。わざわざジムに行ってトレーナーの指導を受けなくても、自分の好きな時間に、好きな場所、好きな仲間とインターバル速歩を行い、その結果について専門家のアドバイスを遠隔で受けられるシステムである。これは人件費の節約にもなる。

付録─図3にその概要を表している。インターバル速歩実施者は、日頃、自分のペースでトレーニングをやっていただき、1ヵ月ごとの決められた日時に地域の公民館などに行く。そこのＰＣ端末に携帯型カロリー計「熟大メイト」を接続し、それに蓄えられた1ヵ月分の歩行記録をインターネットを介して信州大学のサーバーコンピュータに送る。

そうすると、サーバーコンピュータからトレンドグラフとコメントが送り返されてくる（付録-図4）。コメントはそれまでに蓄積されたデータベースに基づいてサーバーコンピュータで自動的に作成されたもので、それを見ながらその場にいるトレーナー、保健師、栄養士など

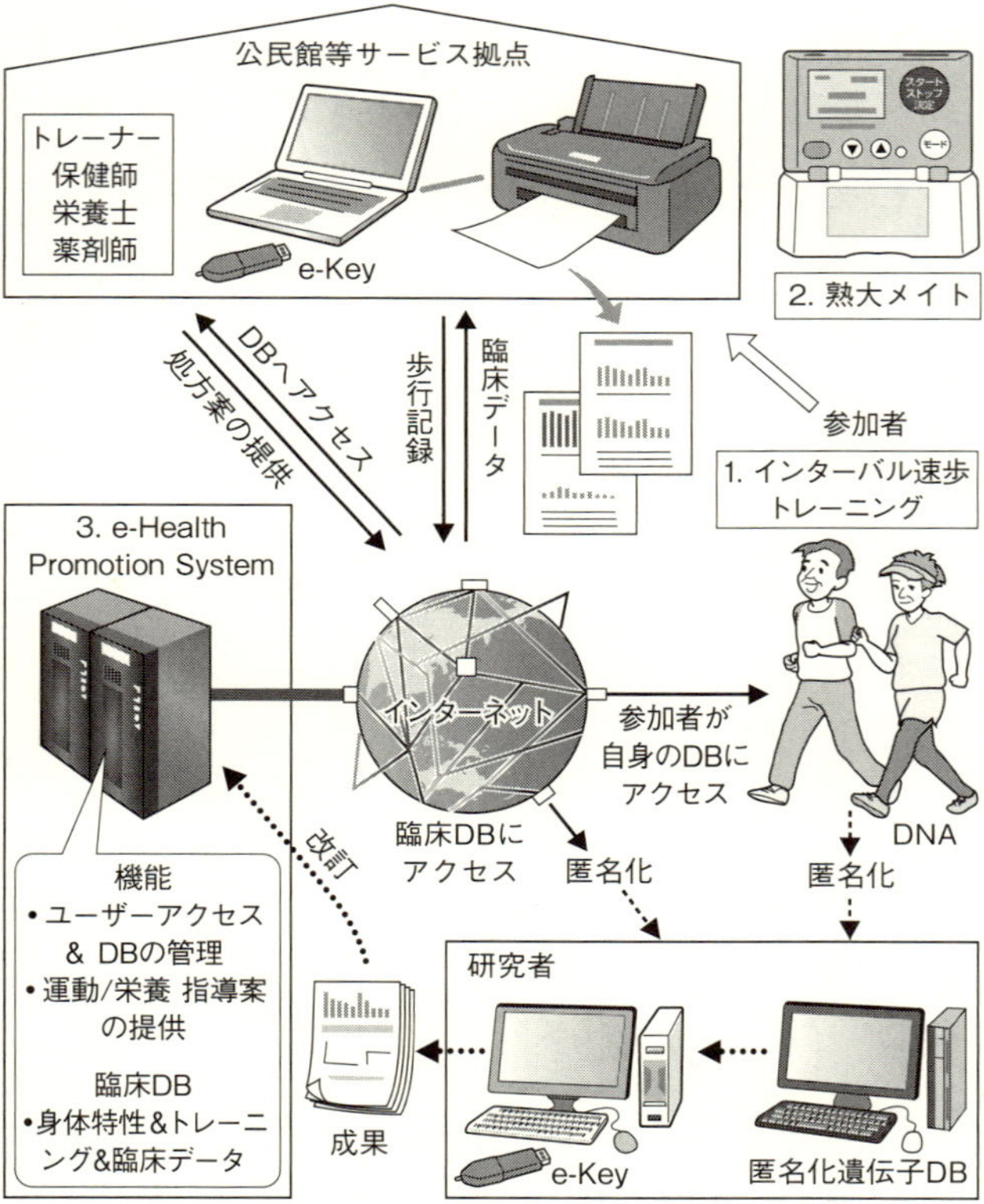

付録–図3　私たちの開発した遠隔型個別運動処方システム

特徴は、1のインターバル速歩トレーニング、2の携帯型カロリー計「熟大メイト」、3の5ヵ月間のインターバル速歩トレーニングにおける7300名のデータベース、2200名の遺伝子データを内蔵したサーバーコンピュータである。事業参加者は熟大メイトを装着し、自由にインターバル速歩を行い、1ヵ月に一度自宅近くの地域公民館に行き、熟大メイトに記録されている歩行記録を、PC端末からインターネット経由でサーバーコンピュータに転送する。すると、サーバーコンピュータはデータベース（DB）に基づき自動的に運動指導のためのトレンドグラフを参加者に送り返す。それに基づきトレーナーが個別の運動指導を行う。

2週間ごとの記録

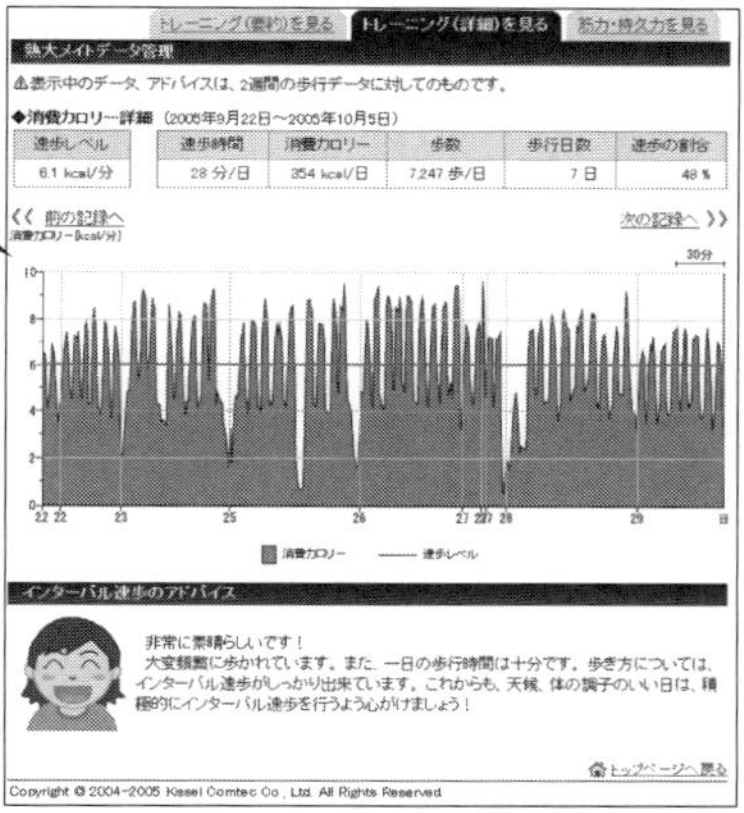

月ごとの記録

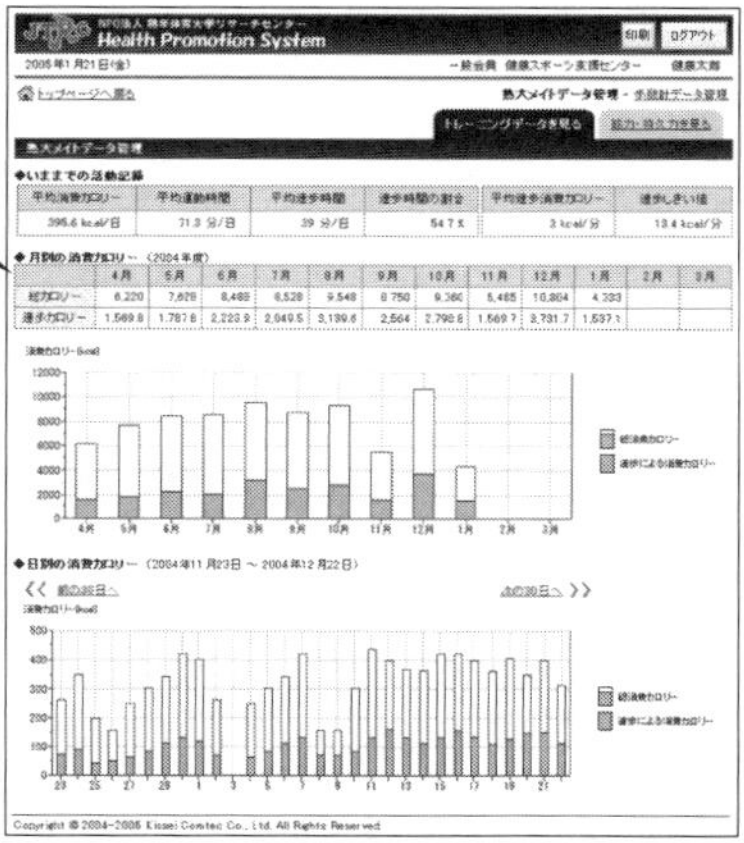

付録-図4　参加者にフィードバックされるトレンドグラフ

上図は１週間分の歩行記録。ギザギザの突起は早歩きのときのエネルギー消費量を示し、横線は各自の早歩きの目標レベルを示す。参加者は、早歩きを１日15分以上、週４日以上、早歩きの週合計60分以上を目標にインターバル速歩トレーニングを行う。その結果をサーバーコンピュータが自動解析し、一定の基準が満たされれば褒めてくれる。さらに、下図で示すように、年間、月間のトレーニングアチーブメントもグラフ化され参加者に提供される。

の医療スタッフが運動指導を含む保健指導を行うので、一人あたりの所要時間は平均数分程度である。

特に参加者に評判なのは、付録-図4上図の左下の女の子のイラストである。あらかじめ設定された評価基準を超えると笑ってくれる。これは男性会員用で、女性会員の場合は男の子のイラストである。評価基準を満たさないと彼らが怒った顔をするかというとそうではなく、困った顔をする。同情を引こうとする作戦だ。これらの成績を参加者同士で見せあって、お互いに刺激しあえることも、インターバル速歩を長く続けるための仕組みとして大きな意味がある。

そして6ヵ月ごとに体力測定、血液検査を行い、自分の努力の結果を確認する。そして、その結果を知ることで、さらに努力しようとする気持ちが生まれ、継続へとつながっていく。本文で紹介したインターバル速歩の効果は、このシステムを用いて検証したものである。このような結果は、ジムでのマシンを使ったトレーニングシステムでは経費などの課題があり、得ることは困難である。

以上、わざわざジムに行ってトレーナーの指導を受けなくてもそれに相当する運動トレーニングが安価に受けられるシステムが確立できた。

5. インターバル速歩定着率解明へのシステムの応用

どのような因子が、運動の定着率に影響するのであろうか。実はこの課題についての研究は非常に少ない。その理由は少し考えていただければわかる。たとえば、私たちは1997年から数年間、年間100人の松本市の中高年者を対象に「1日1万歩」を目標にウォーキングイベントを開始したが、その際には、参加者に日誌を配布し、そこに一日何歩歩いたかを記録してもらった。さらに、その日誌を回収するため、月に一度、市の中央体育館でバレーボールなどのイベントを開催し、その際に日誌を持参していただき、当該月の部分を回収し、市役所の職員がその内容をコンピュータに打ち込むという作業が必要だった。

30日間の歩行日数を100人分打ち込むのだから、その作業は大変である。また、月に一度の市のイベントも魅力あるものにしなければ、参加者は集まってくれないし、歩いてくれない。すなわち、担当スタッフの能力を含むサービス内容によって運動の定着率は左右されてしまう。そのことが、定着率に影響する因子の研究を困難にしてきた。このことは、ジムで行うマシントレーニングでも同じである。

一方、私たちの開発した「遠隔型個別運動処方システム」は、この課題を見事に解決した。

ここで、私たちのシステムをもう一度整理しておこう。

(1) 携帯型カロリー計「熟大メイト」を腰に装着し、3段階ステップアップ歩行で体力測定を行い、最大体力（最高酸素消費量）を測定する。

(2) 最大体力の70％の目標値を熟大メイトに設定し、以後、そのレベルを超える早歩きとそれ以下のゆっくり歩きを3分間ずつ交互に繰り返す、インターバル速歩をトレーナーの指導を基に習得する。

(3) それ以降、各個人で腰に熟大メイトを装着し、自分の好きな時間、好きな場所、好きな仲間とインターバル速歩を1日30分（3分間ずつの早歩き、ゆっくり歩きを5セット）以上行い、これを週4日以上繰り返す。この際、熟大メイトから、3分間ごとの歩行速度を変えるタイミングを知らせるアラーム、直近の早歩きが個人の目標値に達した場合には祝福音で知らせるようにプログラムされている。

(4) 月に一度、近くのデータ転送拠点（自治体の場合は地域公民館、企業の場合は健康管理室など）に出かけ熟大メイトに記憶された歩行記録を信州大学のサーバーコンピュータに転送する。

(5) そうすると、折り返し「成績表」のトレンドグラフが送り返される。そこには、サーバーコンピュータがこれまで蓄積したデータベースに基づいて作成したコメントが添付されている。

(6) それを見ながら、指導者が個別の運動指導をする。歩行記録のトレンドグラフには、個人の早歩きのときの目標レベルが記してあるので、指導者は、参加者がそのレベルを超えているかどうかだけをチェックすればよい。

(7) インターバル速歩の効果を検証するために6ヵ月ごとに、体力測定、血液検査を行い、もし体力が向上していれば、新しくトレーニングの目標レベルを設定する。

このように、インターバル速歩は、非常に単純な運動形態で、その指導もＩｏＴによって自動化されているのでマンパワーをあまり必要としないし、定着率が指導者の能力にあまり左右されない。これによって、多くの参加者のインターバル速歩実施率の長期間の追跡と、その定着率を調査することが可能となった。

以上、私たちのＩｏＴを用いたインターバル速歩トレーニングの開発経緯と、その実用面と研究面での新たな可能性について述べた。今後、インターバル速歩用の携帯端末アプリによって、より多くの人に同トレーニングが普及することが期待できる。

付表　インターバル速歩の実施記録表（105ページ参照）

このページをコピーして記録に使うことをおすすめする。さらに、可能ならば記録されたデータをコンピュータでグラフ化し、その実績を残し、体力測定などでその成果を確認することが、インターバル速歩の継続化につながる。

インターバル速歩の実施記録表

名前

日付・曜日	早歩きをした時間	1日の合計時間	体重	体脂肪率	血圧（最高／最小）	体調・気づいたこと
／　（　）		分	kg	%	／　mmHg	
／　（　）		分	kg	%	／　mmHg	
／　（　）		分	kg	%	／　mmHg	
／　（　）		分	kg	%	／　mmHg	
／　（　）		分	kg	%	／　mmHg	
／　（　）		分	kg	%	／　mmHg	
／　（　）		分	kg	%	／　mmHg	
週の合計早歩き時間		分	1週間のメモ			

インターバル速歩の実施記録表

名前

日付・曜日	早歩きをした時間	1日の合計時間	体重	体脂肪率	血圧（最高／最小）	体調・気づいたこと
／（　）		分	kg	%	／　mmHg	
／（　）		分	kg	%	／　mmHg	
／（　）		分	kg	%	／　mmHg	
／（　）		分	kg	%	／　mmHg	
／（　）		分	kg	%	／　mmHg	
／（　）		分	kg	%	／　mmHg	
／（　）		分	kg	%	／　mmHg	
週の合計早歩き時間		分	1週間のメモ			

「インターバル速歩」無料体験版

スマートフォン用アプリ（iPhone対応）

＊ Android対応版もリリース予定
＊ 187ページ参照
2019年10月現在

j.mayocp.2019.04.039
図2-16、図2-17、図2-18、図2-19、図2-20：Masuki S et al.：J Appl Physiol 118：595-603, 2015.
図2-21：Masuki S et al.：J Physiol 591：3651-3665, 2013.
図2-22：Pedersen BK：J Physiol 587：5559-5568, 2009.
図3-1、図3-2、図3-3：Masuki S et al.：J Appl Physiol 120：87-98, 2016.
図3-5：Suzuki H et al.：Sci Rep 8：7151, 2018.
図3-6：Okazaki K et al.：Scand J Med Sci Sports 23：e286-e292, 2013.
図3-7：Masuki S et al.：PLoS ONE 12：e0176757, 2017.
図3-8：Uchida K et al.：Med Sci Sports Exer 50：151-158, 2017.
図3-9：Kataoka Y et al.：J Appl Physiol 121：1021-1031, 2016.
図3-10：Nose H et al.：J Appl Physiol 69：609-616, 1990.
図3-11：Okazaki K et al.：J Appl Physiol 107：770-779, 2009.
図3-12、図3-13：Goto M et al.：J Appl Physiol 109：1247-1255, 2010.
図3-14、図3-15、図3-16、図3-17：Handa et al.：Eur J Appl Physiol 116：203-215, 2016.
図3-18A、B：Morishima et al.：PLoS ONE 9：1-9, 2014.
図3-19：Tanabe et al.：Int J Biometeorol 62：643-654, 2018.
図3-20：能勢　博：平成17年度　厚生労働省科学研究補助金（長寿科学総合研究）総括報告書
付録-図2：Nemoto K et al.：Mayo Clinic Proceedings 82：803-811, 2007.
付録-図3：Nose H et al.：J Physiol 587：5569-5575, 2009.

東京、pp1-193.
能勢　博（2014）山に登る前に読む本、講談社ブルーバックス、講談社、東京、pp1-190
能勢　博（2015）「筋トレ」ウォーキング、青春出版、東京、pp1-181.
能勢　博（2015）「寝たきり」が嫌ならこのウォーキングに変えなさい、朝日新聞出版、東京、pp1-93.
能勢　博（2015）図解 「筋トレ」ウォーキング、青春出版、東京、pp1-92.
能勢　博（2016）「早く歩く」人は、体も心も超健康！、三笠書房、東京、pp1-198
能勢　博（監修）（2016）「メリハリ速歩」がいい！、こう書房、東京、pp1-186.
能勢　博（2017）もう山でバテない！「インターバル速歩」の威力、山と渓谷社、東京、pp1-207.
能勢　博（2017）見た目も体も10歳若返る　リズムウォーキング、青春出版、東京、pp1-171.

【図の出典】

図1-2：吉崎和男：筋運動のエネルギー、「やさしい生理学」改訂第6版、南江堂、pp200-204, 2011
図1-4：首都大学東京体力標準値研究会編、新・日本人の体力標準値II、不昧堂出版、東京、p325、2007
図1-5：Astrand et al.：Textbook of Work Physiology, p343, McGraw-Hill, 1986.
図1-7：Handschin C, and Spiegelman BM：Nature 454：463-469, 2008.
図1-8a：能勢　博：山に登る前に読む本、講談社、東京、p181, 2014.
図1-9、図1-10：Rowell JB：Human Circulation Regulation during Physical Stress, Oxford Univ Press, NY, pp137-173, 1986.
図1-11：Mack G et al.：J Appl Physiol 63：105-110, 1987.
図1-13：Okazaki K et al.：J Appl Physiol 93：1630-1637, 2002.
図2-1、図2-2：Nemoto K et al.：Mayo Clinic Proceedings 82：803-811, 2007.
図2-4、図2-5、図2-6：Morikawa M et al.：Br J Sports Med 45：216-224, 2011.
図2-8：能勢　博：平成17年度　厚生労働省科学研究補助金（長寿科学総合研究）総括報告書、
図2-9：岡崎和伸ほか：体育の科学　58：51-57, 2008.
図2-11：Zhang Y et al.：Int J Sports Med 36：769-775, 2015.
図2-14、図2-15：Masuki S et al.：Mayo Clinic Proceedings doi：10.1016/

増木静江（2019）IoTを活用した大規模個別運動処方のための携帯端末アプリの開発　In：平成30年度AMED ICT 関連事業　成果報告会　抄録集

【その他引用した論文】

Mack GW（1987）Diminished baroreflex control of forearm vascular resistance in physically fit humans. J Appl Physiol 63：105-110.
Kamijo Y et al.（2011）Skin sympathetic nerve activity component synchronizing with cardiac cycle is involved in hypovolemic suppression of cutaneous vasodilation in hyperthermia. J Physiol 589：6231-6242, 2011.
Masuki S et al.（2013）Voluntary locomotion linked with cerebral activation is mediated by vasopressin v1a receptors in free-moving mice. J Physiol 591：3651-3665.

【全般的に参考・引用したもの】

〈専門書〉

医科生理学展望（6版）（1975）、丸善、東京
温熱生理学（1981）、理工学社、東京
Rowell LB（1985）Human Circulation Regulation during Physical Stress, Oxford University Press, Oxford, pp137-173.
Astrand et al.（1986）Textbook of Work Physiology, MacGraw-Hill, NY.
運動処方の指針（原著第7版）（2006）南江堂、pp1-383.
Pedersen BK and Saltin B（2006）Evidence for prescribing exercise ad therapy in chronic disease, Scandinavian J of Med & Sci in Sports, 16：3-63.
やさしい生理学（改訂第6版）（2011）、南江堂、東京
Masuki S et al（2017）Interval walking training can increase physical fitness in middle-aged and older people. Exerc Sport Sci Rev 45：154-162, 2017.
Nose H et al（2018）Interactions between body fluid homeostasis and thermoregulation in humans. In：Handbook of Clinical Neurology, ed. by Romanovsky AA, Elsevier, Oxford, 156：417-429.
標準生理学（第9版）（2019）、医学書院、東京

〈一般書〉

能勢　博　ほか（2003）熟年体育大学実践マニュアル、オフィスM、長野市、pp1-79.
能勢　博（2013）「歩き方を変える」だけで10歳若返る、主婦と生活社、

36：769-775.

【インターバル速歩の臨床応用に関するもの】

市原靖子 (2006) インターバル速歩トレーニングの介護予防への応用、信州大学大学院医学系研究科医科学修士課程論文
森川真悠子ほか (2010) 中高年女性におけるインターバル速歩トレーニングと骨粗鬆治療薬の併用効果、体力科学 59：905.
Karstoft K et al. (2013) The effects of free-living interval walking training on glycemic control, body composition, and physical fitness in type 2 diabetic patients, Diabetes Care 36：228-236.
Morishima Y et al. (2014) Effects of home-based interval walking training on thigh muscle strength and aerobic capacity in female total hip arthroplasty patients：A randomized, controlled pilot study. PLoS ONE 9：e108690.
Karstoft K et al. (2014) Mechanisms behind the superior effects of interval vs continuous training on glycaemic control in individuals with type 2 diabetes：a randomized controlled trial, Diabeteologica 57：2081-2093.
Miyagawa et al. (2016) Peak aerobic capcity and sleep quality in middle-aged and older people [abstract]. The 6th International Sports Science Network Forum in Nagano 2016：P-05.
Handa S et al. (2016). Target intensity and interval walking training in water to enhance physical fitness in middle-aged and older women：a randomised controlled study. Eur J Appl Physiol 116：203-215.
Suzuki H et al. (2018) Effects of 5-aminolevulinic acid supplementation on home-based walking training achievement in middle-aged depressive women：Randomized, double-blind, crossover pilot study. Sci Rep 8：7151.
Furihata M et al. (2018) Effects of 5-month interval walking training on cognitive function in elderly people [abstract]. FASEB J 32：588.10.

【インターバル速歩の遠隔型個別運動処方システムに関するもの】

平成17年度　経済産業省　電源地域活性化先導モデル事業「熟年体育大学リサーチコンソーシアム (JTRC) 調査報告書」(2006).
Nose H et al. (2009) Beyond epidemiology：field studies and the physiology laboratory as the whole world. J. Physiol 587：5569-5575.
Yamazaki T et al. (2009) A new device to estimate VO2 during incline walking by accelerometry and barometry. Med Sci Sports Exerc 41：2213-2219.

exercise increases plasma volume and albumin content in older and young men. J Appl Physiol 107：770–779.
Okazaki et al.（2009）Impact of protein and carbohydrate supplementation on plasma volume expansion and thermoregulatory adaptation by aerobic training in older men. J Appl Physiol 108：725–733.
Goto M et al.（2010）Protein and carbohydrate supplementation during 5-day aerobic training enhanced plasma volume expansion and thermoregulatory adaptation in young men. J Appl Physiol 109：1247–1255.
Okazaki K et al.（2013）Effects of macronutrient intake on thigh muscle mass during home-based walking training in middle-aged and older women, Scandinavian Journal of Medicine Science in Sports, 23：e286–e292.
Kataoka Y et al.（2016）Effects of hypervolemia by protein and glucose supplementation during aerobic training on thermal and arterial pressure regulations in hypertensive older men. J Appl Physiol 121：1021–1031.
Masuki S et al.（2016）Impact of 5-aminolevulinic acid with iron supplementation on exercise efficiency and home-based walking training achievement in older women. J Appl Physiol 120：87–96.
Masuki S et al.（2017）Effects of milk product intake on thigh muscle strength and nfkb gene methylation during home-based interval walking training in older women：A randomized, controlled pilot study. PLoS ONE 12：e0176757.
Uchida K et al.（2018）Interval walking training and nutritional intake to increase plasma volume in elderly. Med Sci Sports Exerc 50：151–158.

【運動処方効果の分子メカニズムに関するもの】

Handschin C and Spiegelman BM（2008）The role of exercise and PGC1a in inflammation and chronic disease, Nature 454：463–469.
Nakajima K et al.（2010）Exercise effects on methylation of ASC gene. Int J Sports Med 30：1–5.
Masuki S et al.（2010）Vasopressin V1a receptor polymorphism and high intensity interval walking training effects in middle-aged and older people. Hypertension 55：747–754.
Zhang Y et al.（2015）NFκB2 gene as a novel candidate that epigenetically responds to interval walking training. Int J Sports Med.

参考文献・出典

【老人性筋萎縮・廃用性筋萎縮と生活習慣病に関するもの】

Haskell et al.（1998）Effects of exercise training on health and physical functioning in older persons. In：The 1997 Nagano Symposium on Sports Sciences. ed. by Nose H, Nadel ER, and Morimoto T. pp399-417.

Olsen RH et al.（2014）Metabolic responses to reduced daily steps in healthy non-exercising men. JAMA 299：1261-1263.

【インターバル速歩の健康増進効果に関するもの】

Nemoto K et al.（2007）Effects of high-intensity interval walking training on physical fitness and blood pressure in middle-aged and older people. Mayo Clinic Proceedings 82：803-811.

平成17-19年度　厚生労働省科学研究費補助金　長寿科学総合研究事業「中高年健康増進のためのITによる地域連携型運動処方システムの構築　総合研究報告書」

岡崎和伸ほか（2008）運動による介護予防システム構築の試み（1）－熟年体育大学の挑戦－　体育の科学　58：51-57.

伊藤寿満子 ほか（2008）インターバル速歩トレーニングが急性期病院に勤務する看護職員の心身に及ぼす影響　体力科学57：883.

Morikawa M et al.（2011）Physical fitness and indices of lifestyle related diseases before and after interval walking training in middle-aged males and females, Br J of Sports Med 45：216-224.

福田俊作（2011）過去に「がん」を患った方の運動処方による身体的・精神的指標の改善効果、信州大学大学院医学系研究科医科学修士課程論文

Masuki S et al.（2015）The factors affecting adherence to a long-term interval walking training program in middle-aged and older people. J Appl Physiol 118：595-603, 2015.

Tanabe A et al.（2018）Seasonal influence on adherence to and effects of an interval walking training program on sedentary female college students in japan. Int J Biometeorol 62：643-654.

Masuki S et al.（2019）High-intensity walking time is a key determinant to increase physical fitness and improve health outcomes after interval walking training in middle-aged and older people. Mayo Clinic Proceedings doi：10.1016/j.mayocp.2019.04.039

【運動トレーニング＋サプリメント（乳製品）摂取効果に関するもの】

Okazaki K et al.（2009）Protein and carbohydrate supplementation after

【は行】

【ま行】

【た行】

【な行】

【さ行】

さくいん

【数字・アルファベット】

【あ行】

【か行】

N.D.C.780　233p　18cm

ブルーバックス　B-2113

ウォーキングの科学《かがく》
10歳若返る、本当に効果的な歩き方

2019年10月20日　第1刷発行

著者　能勢《のせ》　博《ひろし》
発行者　渡瀬昌彦
発行所　株式会社講談社
〒112-8001　東京都文京区音羽2-12-21
電話　出版　03-5395-3524
販売　03-5395-4415
業務　03-5395-3615
印刷所　（本文印刷）株式会社新藤慶昌堂
（カバー表紙印刷）信毎書籍印刷株式会社
製本所　株式会社国宝社
本文データ制作　ブルーバックス

定価はカバーに表示してあります。

ISBN978－4－06－517667－2

発刊のことば

科学をあなたのポケットに

二十世紀最大の特色は、それが科学時代であるということです。科学は日に日に進歩を続け、止まるところを知りません。ひと昔前の夢物語もどんどん現実化しており、今やわれわれの生活のすべてが、科学によってゆり動かされているといっても過言ではないでしょう。

そのような背景を考えれば、学者や学生はもちろん、産業人も、セールスマンも、ジャーナリストも、家庭の主婦も、みんなが科学を知らなければ、時代の流れに逆らうことになるでしょう。

ブルーバックス発刊の意義と必然性はそこにあります。このシリーズは、読む人に科学的に物を考える習慣と、科学的に物を見る目を養っていただくことを最大の目標にしています。そのためには、単に原理や法則の解説に終始するのではなくて、政治や経済など、社会科学や人文科学にも関連させて、広い視野から問題を追究していきます。科学はむずかしいという先入観を改める表現と構成、それも類書にないブルーバックスの特色であると信じます。

一九六三年九月

野間省一

ブルーバックス　趣味・実用関係書(I)

35 計画の科学　加藤昭吉
733 紙ヒコーキで知る飛行の原理　小林昭夫
1063 自分がわかる心理テストPART2　芦原 睦＝監修
1073 へんな虫はすごい虫　安富和男
1083 格闘技「奥義」の科学　吉福康郎
1084 図解　わかる電子回路　加藤 肇／見城尚志／高橋 久
1112 頭を鍛えるディベート入門　松本 茂
1234 子どもにウケる科学手品77　後藤道夫
1245 「分かりやすい表現」の技術　藤沢晃治
1273 もっと子どもにウケる科学手品77　後藤道夫
1284 理系志望のための高校生活ガイド　鍵本 聡
1346 図解　ヘリコプター　鈴木英夫
1352 確率・統計であばくギャンブルのからくり　谷岡一郎
1353 算数パズル「出しっこ問題」傑作選　仲田紀夫
1364 理系のための英語論文執筆ガイド　原田豊太郎
1366 数学版　これを英語で言えますか？　保江邦夫　E・ネルソン＝監修
1368 論理パズル「出しっこ問題」傑作選　小野田博一
1387 「分かりやすい説明」の技術　藤沢晃治
1396 制御工学の考え方　木村英紀
1413 『ネイチャー』を英語で読みこなす　竹内 薫
1420 理系のための英語便利帳　倉島保美／榎本智子　黒木 博＝絵
1430 Excelで遊ぶ手作り数学シミュレーション　田沼晴彦
1443 「分かりやすい文章」の技術　藤沢晃治
1448 間違いだらけの英語科学論文　原田豊太郎
1478 「分かりやすい話し方」の技術　吉田たかよし
1488 大人もハマる週末面白実験　左巻健男／滝川洋二／こうのにしき＝編著
1493 計算力を強くする　鍵本 聡
1516 競走馬の科学　JRA競走馬総合研究所＝編
1520 図解　鉄道の科学　宮本昌幸
1552 「計画力」を強くする　加藤昭吉
1553 図解　つくる電子回路　加藤ただし
1573 手作りラジオ工作入門　西田和明
1584 理系のための口頭発表術　ロバート・R・H・アンホルト　鈴木 炎／I・S・リー＝訳
1596 理系のための人生設計ガイド　坪田一男
1603 今さら聞けない科学の常識　朝日新聞科学グループ＝編
1623 「分かりやすい教え方」の技術　藤沢晃治
1630 伝承農法を活かす家庭菜園の科学　木嶋利男
1653 理系のための英語「キー構文」46　原田豊太郎
1656 今さら聞けない科学の常識2　朝日新聞科学グループ＝編
1660 図解　電車のメカニズム　宮本昌幸＝編著
1666 理系のための「即効！」卒業論文術　中田 亨
1671 理系のための研究生活ガイド　第2版　坪田一男

ブルーバックス　趣味・実用関係書（II）

ブルーバックス　趣味・実用関係書（Ⅲ）

1967 世の中の真実がわかる「確率」入門　小林道正
1976 不妊治療を考えたら読む本　浅田義正／河合　蘭
1987 怖いくらい通じるカタカナ英語の法則 ネット対応版　池谷裕二
1999 カラー図解 Ｅｘｃｅｌ「超」効率化マニュアル　立山秀利
2005 ランニングをする前に読む本　田中宏暁
2020 「香り」の科学　平山令明
2038 城の科学　萩原さちこ
2042 日本人のための声がよくなる「舌力」のつくり方　篠原さなえ
2055 理系のための「実戦英語力」習得法　志村史夫
2060 音律と音階の科学　新装版　小方　厚
2089 世界標準のスイングが身につく科学的ゴルフ上達法　板橋　繁

569 毒物雑学事典　大木幸介
921 自分がわかる心理テスト　芦原　睦／桂　戴作＝監修
1021 人はなぜ笑うのか　志水　彰／角辻　豊／中村　真
1063 自分がわかる心理テストPART2　芦原　睦＝監修
1117 リハビリテーション　上田　敏
1176 考える血管　児玉龍彦／浜窪隆雄
1184 脳内不安物質　貝谷久宣
1223 姿勢のふしぎ　成瀬悟策
1229 超常現象をなぜ信じるのか　菊池　聡
1258 男が知りたい女のからだ　河野美香
1315 記憶力を強くする　池谷裕二
1323 マンガ　心理学入門　N・C・ベンソン　清水佳苗／大前泰彦＝訳
1391 ミトコンドリア・ミステリー　林　純一
1418 「食べもの神話」の落とし穴　髙橋久仁子
1427 筋肉はふしぎ　杉　晴夫
1435 アミノ酸の科学　櫻庭雅文
1439 味のなんでも小事典　日本味と匂学会＝編
1472 DNA（上）ジェームス・D・ワトソン／アンドリュー・ベリー　青木　薫＝訳
1473 DNA（下）ジェームス・D・ワトソン／アンドリュー・ベリー　青木　薫＝訳
1500 脳から見たリハビリ治療　久保田競／宮井一郎＝編著
1504 プリオン説はほんとうか？　福岡伸一

1531 皮膚感覚の不思議　山口　創
1541 新しい薬をどう創るか　京都大学大学院薬学研究科＝編
1551 現代免疫物語　岸本忠三／中嶋　彰
1626 進化から見た病気　栃内　新
1631 分子レベルで見た薬の働き　第2版　平山令明
1633 新・現代免疫物語「抗体医薬」と「自然免疫」の驚異　岸本忠三／中嶋　彰
1656 今さら聞けない科学の常識2　朝日新聞科学グループ＝編
1662 老化はなぜ進むのか　近藤祥司
1695 ジムに通う前に読む本　桜井静香
1701 光と色彩の科学　齋藤勝裕
1724 ウソを見破る統計学　神永正博
1727 iPS細胞とはなにか　朝日新聞大阪本社科学医療グループ
1730 たんぱく質入門　武村政春
1732 人はなぜだまされるのか　石川幹人
1761 声のなんでも小事典　和田美代子　米山文明＝監修
1771 呼吸の極意　永田　晟
1789 食欲の科学　櫻井　武
1790 脳からみた認知症　伊古田俊夫
1792 二重らせん　ジェームス・D・ワトソン　江上不二夫／中村桂子＝訳
1800 ゲノムが語る生命像　本庶　佑
1801 新しいウイルス入門　武村政春